基层卫生综合改革
典型案例
2023

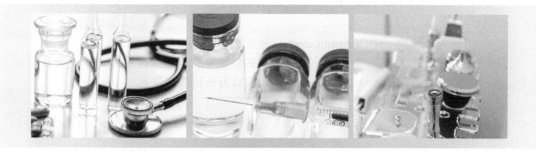

国家卫生健康委员会基层卫生健康司
国家卫生健康委卫生发展研究中心　组织编写

人民卫生出版社
·北 京·

图书在版编目（CIP）数据

基层卫生综合改革典型案例. 2023 / 国家卫生健康
委员会基层卫生健康司，国家卫生健康委卫生发展研究中
心组织编写. —北京：人民卫生出版社，2023.9（2024.5 重印）
 ISBN 978-7-117-35243-7

 Ⅰ. ①基… Ⅱ. ①国… ②国… Ⅲ. ①医疗保健制度
– 体制改革 – 案例 – 中国 Ⅳ. ①R199.2

中国国家版本馆 CIP 数据核字（2023）第 177445 号

人卫智网	www.ipmph.com	医学教育、学术、考试、健康，购书智慧智能综合服务平台
人卫官网	www.pmph.com	人卫官方资讯发布平台

基层卫生综合改革典型案例 2023
Jiceng Weisheng Zonghe Gaige Dianxing Anli 2023

组织编写：国家卫生健康委员会基层卫生健康司
　　　　　国家卫生健康委卫生发展研究中心
出版发行：人民卫生出版社（中继线 010-59780011）
地　　址：北京市朝阳区潘家园南里 19 号
邮　　编：100021
E － mail：pmph @ pmph.com
购书热线：010-59787592　010-59787584　010-65264830
印　　刷：北京铭成印刷有限公司
经　　销：新华书店
开　　本：710×1000　1/16　**印张**：13
字　　数：187 千字
版　　次：2023 年 9 月第 1 版
印　　次：2024 年 5 月第 2 次印刷
标准书号：ISBN 978-7-117-35243-7
定　　价：50.00 元

打击盗版举报电话：010-59787491　**E-mail**：WQ @ pmph.com
质量问题联系电话：010-59787234　**E-mail**：zhiliang @ pmph.com
数字融合服务电话：4001118166　**E-mail**：zengzhi @ pmph.com

《基层卫生综合改革典型案例 2023》编委会名单

主　任　聂春雷　傅　卫　甘　戈
副主任　张丽芳　胡同宇　姜伟林

编委会成员

聂春雷　傅　卫　甘　戈　张丽芳　胡同宇
姜伟林　傅　济　秦江梅　张艳春　林春梅
王柯义　车文静　钱　铖　敖文华

《社区卫生综合改革典型案例 2023》
编委会名单

前　　言

　　党中央、国务院高度重视基层卫生健康工作。2016 年，习近平总书记在全国卫生与健康大会上提出"以基层为重点、以改革创新为动力"的卫生健康工作方针。2022 年，国家相关部门印发了一系列"十四五"卫生健康相关规划文件，如《"十四五"国民健康规划》《"十四五"全民健康信息化规划》《"十四五"卫生健康人才发展规划》《基层中医药服务能力提升工程"十四五"行动计划》等，为我国基层卫生健康工作指明了方向。各地政府和基层卫生工作者因地制宜、大胆探索，推动基层卫生健康工作取得积极进展。一是国家基层卫生健康综合试验区在原来 8 个市（县）基础上，新增北京市密云区、贵州省习水县、广西壮族自治区上思县、海南省东方市 4 个区（市、县），并建立了动态监测机制。二是六部门印发《关于推进家庭医生签约服务高质量发展的指导意见》，指导各地推进"六个拓展"，家庭医生签约服务覆盖率持续提升。三是深入推进"优质服务基层行"活动和社区医院建设，年度达到服务能力推荐标准的基层医疗卫生机构达 2 300 余家，累计达到服务能力标准的超过 3 万家，累计建成社区医院超过 3 700 家。四是 2017—2022 年，县、乡、村三级卫生人员从 515 万人增加到 576 万人，增长了 12%，乡村卫生队伍学历结构、能力素质得到提升。围绕以上重点工作，各地涌现了一批新典型、新经验。

　　2023 年是《基层卫生综合改革典型案例》连续出版的第 6 年。通过每年遴选、编辑出版典型案例图书，不仅宣传和传播了各地亮点、特色和典型经验，而且促进了各地在改革中积极探索、勇于创新，同时也激发了各地总结典型经验的积极性。本书采取地方推荐、现场调研、会议交流、直接投稿等形式，收集了 200 余篇稿件。在遴选典型案例时，不仅考虑东部、中部、西部地区的代表性,而且注重基层卫生综合改革的创新性和先进性,同时注重撰写结构的合理性、文字表述的通畅性。《基层卫生综合改革典型案例 2023》共纳入 41 篇典型案例,分成六个部分:第一部分基层卫生健康综合试验区(8 篇),第二部分体系建设和机制改革(5 篇),第三部分服务能力提升(9 篇),第四部分人才队伍建设(5 篇),第五部分健康管理(8 篇),第六部分基本公共卫生服务和家庭医生签约服务(6 篇)。紧密型县域医疗卫生共同体建设独立编辑典型案例并出版图书。

感谢各地卫生健康行政部门和基层医疗卫生机构提供的典型案例,感谢各位专家对典型案例的精心筛选。

我们将继续围绕基层卫生健康重点工作编写典型案例,欢迎各地踊跃投稿。本书难免存在不足之处,敬请各位读者提出宝贵意见。

国家卫生健康委员会基层卫生健康司
国家卫生健康委卫生发展研究中心
2023 年 5 月

目　　录

第一部分　基层卫生健康综合试验区

第二部分　体系建设和机制改革

第三部分　服务能力提升

第四部分　人才队伍建设

第五部分　健康管理

第六部分　基本公共卫生和家庭医生签约服务

第一部分

基层卫生健康综合试验区

以人民健康为中心
立体重塑县域医疗卫生服务体系

山西省晋中市介休市

近年来,介休市坚持以人民健康为中心,紧紧围绕新时代党的卫生与健康工作方针,推动优质医疗资源扩容下沉、促进基本医疗服务和基本公共卫生服务均等化、探索县域分级诊疗制度实施路径。2018年1月,由市人民医院、市妇幼保健计划生育服务中心、市中医医院,以及17个乡镇卫生院和社区卫生服务中心组成的介休市医疗集团正式运行。2021年8月,介休市被确定为国家基层卫生健康综合试验区。目前,已形成"保基本、强基层、建机制"的基层卫生健康发展新格局。

一、确立医疗体系立体重塑的创新性理念

介休市把破解"基层不强"作为突破口,推动实施基层卫生健康县级、镇级、村级3大工程。县级医疗建高地,实施提质增效工程;镇级医疗强中枢,实施焕发活力工程;村级医疗兜网底,实施夯实底座工程。

一是聚焦资源重组。打破常规,换道调整,对医疗集团内的妇幼、中医、康复、医养等医疗资源进行横向、纵向立体整合重组,把妇产儿科整合到妇幼中心,把中医住院放到中医医院,把基层医疗卫生机构能看得好、看得了的病下沉,真正构建起以市人民医院为龙头、妇幼中心和中医医院为支撑、乡镇卫生院和社区卫生服务中心为枢纽、村卫生室为基础的"15分钟医疗服务圈"。调整后,实现了"1+1>2"的效果。一方面,全市内外妇儿力量全面增强,中医服务网络大幅扩展,患者康

复费用有效节省。另一方面,市人民医院门诊量明显下降,既为大病重病和疑难病救治腾出了空间,又避免了医疗资源浪费,还缓解了医疗人才紧张局面。

二是聚焦体系重构。医疗集团为乡镇卫生院赋能,助力乡镇卫生院根据特色创建专科,提供差异化、特色化服务,打通分级诊疗的痛点和堵点。目前,全市乡镇卫生院已建成康复专科、精神病专科、医康养结合专科、临终关怀专科、体育＋医疗服务专科等,形成了"小病在基层、大病到医院、康复回基层"的就医特色。老百姓在家门口就能享受到少花钱、治好病的医疗新体验。

三是聚焦服务重塑。组建"介小卫"卫生健康管理团队,并延伸组建"介小医、介小康、介小健"3 支队伍。"介小医"由 365 名家庭签约医生组成,"介小康"由 576 名慢性病康复网格员组成,"介小健"由 3 021 名健康网格促进员组成,共同推动基层卫生健康从治疗服务型向健康管理型转变,促进卫生健康治理融入社会治理。

四是聚焦机制重建。建立平急结合、快速转换的急救服务体系,涵盖 20 部负压救护车、1 部核酸检测车、1 部移动 CT 检查车和所有村卫生室"健康服务一体机"等。在提升院前急救能力的同时,收获了良好效果:平时服务,提升乡、村公共卫生服务质量;急时应急,依托"5G＋"急救指挥平台,提高急救响应速度和能力。

二、探索破题看病难看病贵问题,开展变革性实践

介休市积极落实"大卫生、大健康"理念,围绕生命全周期、健康全过程制定系列举措,逐步实现从以治病为中心向以健康为中心的转变。

一是患者不跑专家跑。创建"乡情医学联盟",联系在外执业的 100 余名介休籍医学专家定期回乡坐诊;每个学科长期联系 3 名以上的国家级、省级专家,为患者提供及时、可靠的会诊、手术。市财政每年投入 500 万元,建立专家引进经费保障机制,患者只需负担基本医疗费用。截至 2022 年,已累计引进 1 350 余人次三甲医院专家来介休市坐诊,服务患者 2.9 万人次,推动县级医院和三甲医院医疗资源同质化。

二是患者不跑资源跑。市人民医院关闭康复大厅,将价值 400 余万元的康复设备全部转移至乡镇卫生院。恢复期需康复的患者全部交由基层医疗卫生机构收治,不仅为人民群众节约了康复费用,同时通过整合优势资源使乡镇卫生院焕发了活力。

三是患者不跑管理跑。以农村和社区为单位,将 20 个慢性病患者划为一个网格,由一名慢性病志愿者担任网格员,实行"同病伙伴式互助服务"。村医由管理 300 名慢性病患者变为直接管理 15 名网格员。网格员定期向村医汇报互助患者的病情变化,每周组织一次防病经验交流活动。由此,构建了"村医管网格、网格管慢性病"的良性管理体系。

四是患者不跑信息跑。重视疾病预防,为 163 个村逐村配置"健康服务助诊包",让村医借助远程医疗系统开展"云诊断",为群众提供基础检查。建立以市人民医院为枢纽,上连国家级、省级三甲医院,下接乡镇卫生院 / 社区卫生服务中心和村卫生室的远程会诊系统、远程诊断系统、远程质控系统,充分发挥信息化的及时性、有效性优势,打通群众便捷就医和健康管理的最后一公里。

三、取得卫生健康高质量发展的标志性成果

通过一系列改革措施的落地,介休市收获了医疗卫生机构全心提质提效、医务人员安心救治患者、患者放心就诊康复的三方共赢效果。

一是医院发展有质量。全市医疗卫生机构诊疗能力大幅增强。2022 年,县域就诊率达到 94.5% 以上,县域内医保资金使用率达到 75%以上;市人民医院心肌梗死患者的院内死亡率由原来的 25% 下降至3%;县域内孕产妇死亡率下降 50% 以上,婴儿死亡率下降 30% 以上,妇女儿童县域就诊率达到 97%;乡镇卫生院业务量同比增长 30% 以上。

二是医生价值有体现。通过采取"工资不动绩效动"的人员流动办法,建立以统一目标年薪、统一目标任务、统一理论编制为特点的"工作量 - 年薪制 - 薪酬核算体系"。医疗集团绩效工资总量核定为无收入全额拨款事业单位绩效工资总量的 3 倍。对整建制下沉到乡镇卫生院的医护人员,工资由市人民医院发放,绩效由乡镇卫生院发放,以激发乡

镇卫生院活力。

三是患者诊疗降负担。通过诊疗、交通、住宿等费用的降低,每年为患者节省医疗费用超过 2 亿元。参保居民住院费用实际报销比例由 57.9% 提高到 66.3%。通过乡镇卫生院较低的收费标准,为群众大幅降低康复费用,康复患者日均住院费用下降 72%,日均个人自付费用下降 71%,每年为康复患者节省 55% 的医疗费用。

四是全民健康有保障。将平均死亡年龄和慢性病平均死亡年龄两个排名纳入医疗集团绩效考核体系,定期公布排名情况。原来单一的"过程考核"转变为"过程 + 结果"考核,推动治已病向治未病的转变,基层医疗卫生机构公共卫生管理效能得到全面增强。介休市居民平均寿命两年增长 1 岁,实现了"健康介休首先要有健康介休人"的目标。

发挥绩效激励作用
不断深化基层卫生财政补偿机制改革

浙江省嘉兴市海盐县

2015 年,浙江省财政厅、原浙江省卫生计生委联合出台了《关于开展基层医疗卫生机构补偿机制改革试点的指导意见》,将海盐县纳入 4 个改革试点县之一,按照"保障与激励结合、管好与放活并重"的改革思路,探索建立"专项补助与付费购买相结合、资金补偿与服务绩效相挂钩"的补偿新机制。经过多年的探索,海盐县形成了一套行之有效的补偿制度,在绩效激励等方面发挥了重要作用。

一、改革背景

基层医疗卫生机构实施基本药物制度后,药品实行零差率销售,彻底改变了"以药养医"的补偿机制。为了保障机构的正常运行和健康发展,国务院办公厅印发《国务院办公厅关于建立健全基层医疗卫生机构补偿机制的意见》(国办发〔2010〕62 号),提出政府举办的乡镇卫生院、城市社区卫生服务机构的人员支出和业务支出等运行成本通过服务收费和政府补助补偿,其中经常性收支差额由政府按照"核定任务、核定收支、绩效考核补助"的办法补助。新的补偿机制强调政府投入责任,体现公益性质,对促进基层医疗卫生机构回归公益性发挥了重要作用。但是"核定任务、核定收支、绩效考核补助"的预算管理办法在具体核定经常性收支差额补助时,支出的核定通常以编内实有人数为基数,收入的核定又以上年收入为基数(上年收入 + 增长比例),也就是说,上年收入越多或服务量越多,经常性收支差额就越小,因而对于服务需求足、服务效率高、服务能力强的基层医疗卫生机构却呈负向激励。基于此,海盐县作为浙江省改革试点,将原来"按人头分馒头"的资金补助方式转变为在保基本基础上按标准购买服务,由"养人办事"转变为"办事养人",建立起"保买结合"的基层医疗卫生机构补偿新机制,实现基层医疗资源的优化配置。

二、改革做法

(一)保障基本,压实政府主体责任

补偿机制改革的原则是坚持公平与效率统一、存量调整与增量引导结合,压实政府对基本医疗卫生服务的主体责任。对符合政府规定的基本建设、设备购置、信息化建设、人员培养培训经费、基本人员经费等项目支出实行财政专项补助。通过不断加大财政投入力度,建立财政保障增长机制等形式,实现财政对基层医疗卫生机构的补助资金不断增长。2016—2022 年,海盐县投入补助资金从 0.7 亿元增加到 1.46 亿元,增幅 108.6%;基本人员经费编内、外分别从每人每年的 3.70 万元、2.58 万元增长到 7.0 万元、4.9 万元;对基层信息化建设投入 3 418.8 万元;对基层新冠疫情定项补助达 7 317.78 万元。对基层医疗卫生机构承担的重大公共卫生服务项目、突发公共卫生事件处置和对口支援任务等指令性工作任务,按定项定额购买的办法给予补偿。2021 年起,新增镇(街道)级财政按人均公共卫生经费的 15% 予以配套补助,对基层承担公共卫生行政职能予以补偿。

(二)分类购买,引入市场竞争机制

一是改革前期重点集中在购买资金来源、流向及具体办法。对于基本医疗服务项目,由医保和患者按医疗服务价格标准进行购买。对基本公共卫生服务和部分收费价格补偿不足的基本医疗服务,采用标化工作当量法。二是改革推进中新增项目以及动态调整当量单价。根

据服务需求和成本测算,通过新增项目、调整项目当量值、当量单价及相关指标来实际动态调整。2021 年当量单价从 10 元提高至 12 元,2022 年末县财政对基层医疗卫生机构补助 14 578.99 万元,其中用于购买服务资金 6 687.39 万元,占 45.88%,加大了购买力度,补偿服务成本不断上升。2022 年,试点推行"两慢病"全周期健康管理和分级诊疗改革,通过新增和优化调整慢性病管理当量项目和当量值,整合"高血压、糖尿病普通门诊"为"慢性病一体化门诊",新增高血压、糖尿病患者年度体检评估服务购买项目,促进医防整合服务,推动慢性病分级诊疗。

(三)精准测算,基层运行平衡过渡

一是精准测算。以一个普通门诊服务 15 分钟为一个标准工作当量,根据服务标准、人力成本、资源消耗、风险和难度等因素,明确"规格"和取数标准,确定当量值,实现"打包补助"向"按量购买"转型。**二是明确财政补偿模式。**整合三年基本公共卫生服务项目经费和经常性收支差额补助,测算当量单价,财政按"年度预算、分期预付、次年结算"模式下达。**三是建立服务质量责任追溯机制。**建设支持改革的绩效考核平台,通过主动抓取数据的方式形成工作当量数据和辅助审核监控数据,实现信息实时调阅和质量监控。对不规范的当量数据进行核减,2021 年、2022 年经考核后每年分别核减 74.04 万个、16.56 万个当量。**四是建立改革风险金托底机制。**通过设置 500 万元改革风险金、明确"托底"机制,设置购买服务上限,引导基层医疗卫生机构合理增加服务量,降低改革风险。2022 年,全县基层医疗卫生机构总工作当量为 460.21 万个,考核后购买服务达 5 321.18 万元,分别较 2016 年增长了 27.60%、51.65%。

(四)放活绩效,提高服务内生动力

实行基层薪酬制度改革,搞活绩效工资政策,奖励性绩效工资比例占 60% 以上,并赋予基层医疗卫生机构自主决定本单位内部绩效分配的权利。在基层医疗卫生机构年度收支结余中,按照人员平均绩效工资不高于 20% 的比例,作为医疗卫生服务效益考核奖,和家庭医生签约

服务经费均不纳入绩效工资总额。2022 年,基层医疗卫生机构职工年平均收入达 18.63 万元,较 2016 年增长了 66.34%。2023 年,海盐县将实行新一轮薪酬分配制度改革,进一步落实"两个允许",基层医务人员绩效工资按实际工作量和服务质量进行发放,充分体现"多劳多得、优绩优酬",调动医务人员的工作积极性和主观能动性。

实行医保基金"小包干"
推深做实慢性病保障创新试点工作

安徽省淮北市濉溪县

2020 年 9 月,濉溪县被列为安徽省城乡居民基本医保慢性病保障创新试点县。两年多来,濉溪县委、县政府始终坚持以人民健康为中心推进改革试点工作,坚持目标导向,注重精准施策,突出实践实效,实行慢性病医保基金"小包干",实现慢性病门诊就诊率上升、住院率下降,群众满意度上升、医保基金支出水平同比下降的"两升两降"试点目标,为管好用好慢性病医保基金、提升群众医疗保障实效贡献了"濉溪经验"。

一、主要创新做法

(一)精心谋划,深化慢性病保障创新

一是提高管理层级。濉溪县委、县政府成立以分管县长为组长,卫健、医保等部门主要负责人为副组长的县慢性病保障创新试点工作领导小组,多次召开专题会议对试点工作进行精心谋划、安排部署。

二是优化试点方案。制定出台《城乡居民基本医保慢病保障创新试点工作实施方案(试行)》,在医共体按人头总额预付的基础上,探索实行"大包干"中的"小包干",对城乡居民医保 30 种常见慢性病的门诊和住院医保支付费用,分乡镇按人头包干使用、结余留用、合理超支分担。根据实际情况,动态优化试点方案,试点病种扩大到 41 组,慢性病

试点人群 44 317 人,慢性病门诊和住院按人头包干定额标准调整为每人每年 3 700 元。

三是编制工作指南。编制《濉溪县慢性病保障创新试点工作指南》,对慢性病基金包干、机构职责、"两病"管理、诊疗规范、创新服务、信息化建设、经办服务等提出明确的操作指导意见。2022 年开展相关培训 2 次,培训 289 人。

(二)精准施策,细化慢性病综合防治

一是落实包保责任。以行政村(社区)为单位,以高血压、糖尿病为突破口,依托医共体 239 支"1+1+N"签约管理团队,大力推行试点人群健康网格化管理,对试点"两病"和慢性病人群逐一包保到位,强化早期干预和专业指导。有效整合医保经费和公共卫生经费,对试点人群家庭医生签约服务给予每人 100 元经费,引导家庭医生签约团队加强试点人群的健康教育和健康随访,提高重点人群的规范管理率,强化疾病早干预和早治疗。

二是强化医防融合。依托医共体牵头医院慢性病管理中心,全面推进以牵头医院为指导、县级公共卫生机构为支撑、乡镇卫生院为主体、村卫生室为网底的四级慢性病防治网络。建立完善慢性病管理系统,利用信息技术手段,实现了试点人群精准分类管理、"健康画像"全覆盖。把试点"两病"和慢性病人群作为家庭医生签约服务重点,签约率达 100%,更好地落实分级诊疗。

三是规范慢性病诊疗。督促医共体内各级医疗机构认真落实慢性病基层首诊、双向转诊制度,抓好乡镇卫生院慢性病一体化门诊建设,强化门诊早治,提高慢性病门诊就诊率。牵头医院专病中心与 18 家乡镇卫生院均建立慢性病联合病房,推广应用重点慢性病个性化规范治疗方案,把住院患者下沉基层、留在县内。

(三)精细管理,优化慢性病医保服务

一是规范慢特病患者待遇认定。按照全省统一病种认定标准,定期组织专家进行鉴定,并实行慢特病认定网上办理,进一步规范了病种

管理与待遇认定。

二是加强费用审核。严格慢性病就诊定点管理,落实门诊慢性病管理内控制度,完善费用审核结算工作机制,加强对定点医药机构、医保医师的监督稽核,有效控制医药费用,提高医保基金使用绩效,群众对慢性病管理和试点工作满意度明显提升。

三是抓好用药保障。医共体牵头医院成立了中心药房,优先配备使用国家集采药品,建立了短缺药品应急采购和调剂使用机制,确保基层医疗卫生机构慢性病用药。医保、卫健部门认真落实国家谈判药品"双通道"管理机制,确保慢性病患者"买得到、用得上、能报销"。

(四)精确问效,强化慢性病督导考核

一是加强督导调度。卫健、医保部门强化工作调度和督导指导,建立健全"月通报、季点评、年考核"工作机制,及时研究分析试点工作运行情况,解决试点中存在的问题,确保试点工作平稳推进。

二是严格试点考核。修订完善了试点工作考核评分标准,设置一级考核指标11项,二级考核指标17项,加大医保指标权重。卫健、医保部门抽调人员成立考核组,采取系统提取数据和现场考核相结合的方式,公平公正对试点机构进行考核。

三是强化结果运用。依据试点考核结果和结算分配办法,按照县、镇、村2∶5∶3的份额分配包干结余资金。医共体牵头医院制定了内部医疗机构参与人员奖惩办法,规范了结余资金使用。

二、主要成效

经过两年的试点工作,濉溪县城乡居民医保门诊特殊疾病保障创新工作取得了明显成效。

(一)慢性病规范管理率显著提升

全县高血压患者规范管理率由2021年的65.68%提高到2022年的77.28%,糖尿病患者规范管理率由2021年的69.33%提高到2022年

的 76.56%,分别提升了 11.60 个百分点和 7.23 个百分点。

(二)慢性病患者门诊就诊次数和费用增加,住院人次和费用减少

2022 年,试点慢性病门诊就诊 228 020 人次,较上年增加 7%;住院 23 629 人次,比上年减少 8.39%。2022 年,慢性病门诊总费用 4 671 万元,比上年增长 1.38%,医保基金支出 2 483 万元,较上年减少 4.69%;住院总费用 18 978 万元,较上年减少 12.46%,医保基金支出 12 081 万元,同比减少 13.9%。

(三)医保基金使用绩效得到提高

2021 年,试点共结余 1 530.66 万元,考核后县、镇、村三级医疗机构实际分配结余资金 1 410.11 万元;2022 年,试点共结余 1 833.29 万元,调动了基层医疗卫生机构开展慢性病管理的积极性,有效发挥了医保基金强基层的作用。

多措并举　真抓实干
推进医养结合高质量发展

福建省龙岩市长汀县

近年来,长汀县把开展医养结合作为积极应对人口老龄化的重要举措,整合县域医疗和养老资源,积极推进基层医疗卫生与养老服务融合发展,以基层卫生健康综合试验区建设为契机,以"四轮驱动、四种模式"为抓手,努力探索医养结合的"长汀实践",初步形成了以"居家养老为主,集中养老为辅,养为主,医为辅"的长汀医养格局。

一、主要做法

(一)坚持高站位谋划,着力实施"四轮驱动"

一是高位驱动。长汀县坚持政府主导、部门配合的工作机制,将开展医养结合服务纳入本县经济和社会发展中长期规划。成立医养结合工作领导小组,建立联席会议制度,形成了部门齐抓共管的医养结合工作机制。

二是规划驱动。对全县医养结合进行系统谋划、整体布局,按东西南北中规划布局医养服务,形成横跨东西、纵贯南北、辐射全县、高效便捷的医养结合服务网络。2013 年,率先在新桥镇规划开展医养结合服务,成立县医养结合服务中心。2019 年结合汀州医院迁建项目,高起点规划建设长汀县综合养老中心,作为全县未来开展医养结合、健康养老的重要基地。同时,引进民营企业投资新建长汀华创康养中心,设置康养床位 1 000 张，总建筑面积 51 700 平方米。

三是政策驱动。相继制定出台了《加快养老事业发展的实施意见》《长汀县老龄事业发展"十三五"（2016—2020 年）规划》《长汀县"十四五"卫生健康事业发展规划》《"健康长汀 2030"行动规划》《长汀县家庭病床服务实施方案》等文件，为推动医养结合高质量发展提供了政策保障。

四是服务驱动。破除体制障碍和政策壁垒，积极支持公立医疗机构办养老机构，协调编制部门为公立医疗机构增加养老服务职能，消除公立医疗机构办养老的法律障碍。大力支持有条件的养老机构设置医疗机构或医务室，并纳入基本医疗保险定点范围。各级医疗机构强化服务意识，建立健全签约合作机制，积极主动将医疗服务延伸至敬老院、居家社区养老服务照料中心、农村幸福院等养老服务机构。

（二）坚持高起点定位，着力构建"四种模式"

一是"医办养"模式。建立以"康复为主，养老为辅"的医养模式。如新桥中心卫生院医养服务中心打造"零距离、微负担、个性化"的服务模式，实行医、养、护一体化综合管理，主要收住脑卒中后遗症、脑外伤后遗症等老年患者。同时，推出"无陪护病区"服务模式，所有的医疗、护理和生活服务都由医生、护士和护理员承担，实行医养人员"全托"，让家属彻底摆脱"一人住院，全家受累"的困境。目前开放床位 250 张，入住 189 人。新桥中心卫生院先后被评为全国"敬老文明号"、全省第一批医养结合机构综合示范培训基地、全国首批老龄健康医养结合远程协同服务试点机构。2022 年申报创建全国医养结合示范机构。

二是"院中院"模式。将乡镇敬老院建设在乡镇卫生院内，实现"院院共建"，由乡镇卫生院全程、全权负责敬老院居民的医疗保健，打通了医疗机构与养老机构的"围墙"，实现了养老医疗的无缝衔接，为医养结合构建了资源共享、责任共负、效益双赢的合作平台。目前，全县有 2 个乡镇卫生院开展了此类医养服务，服务 80 余人。

三是"签约服务"模式。在做深做细家庭医生签约服务的基础上，依托基层医疗卫生机构与居家老人签约，提供健康管理、送医送药、转诊等医疗服务,让老年患者足不出户即可享受医疗服务。2022 年,长汀县 65 岁以上老年人 45 238 人,签约率为 85.2%。另外,按照"就近便捷、互利互惠"的原则,鼓励养老机构与周边的医疗机构签订医养互助协议,医疗机构定期为老人提供义诊、巡检、咨询、健康体检等基本服务。截至 2022 年年底,全县共有 22 家养老机构与基层医疗卫生机构签订了服务协议。同时,积极推动家庭病床服务,为居家养老和机构养老的老年人提供疾病预防、保健、护理、医疗、康复训练和健康教育一体的连续性综合性服务。截至 2022 年年底,全县设置家庭病床 120 张,服务家庭病床患者 500 余人次。

四是"互联网 +"模式。引进 2 家智慧养老服务公司,搭建智慧养老服务平台,以现代通信、智能呼叫、物联网及电子商务为技术依托,以"建设信息化、智能化呼叫服务及支援中心"为核心,打造为老服务、家庭生活服务、民生商品配送服务和公共服务信息查询的"门对门"居家生活服务平台,为居家养老服务对象提供 7 天 24 小时的信息呼叫服务,联动 110、120 紧急救援,打造"互联网 + 养老 + 医疗"线上线下医养结合模式。

二、取得成效

一是医养结合服务质量有效提升。通过提升家庭医生签约服务质量,开展家庭病床服务,创新服务模式,弥补了医养结合服务的短板,促进了医养结合服务的可及性和便利性,县域医养结合水平得到质的飞跃,开创了医养结合工作新局面,践行了"帮天下父母解难,为天下儿女尽孝,替党和政府分忧"的初心使命。

二是老年人健康水平明显提升。2021 年,长汀县人均预期寿命达 80.7 岁,高于全国人口平均预期寿命 2.5 岁;百岁及以上老年人 64 人,百岁老人占比为 11.7/10 万;60 岁及以上老年人 8.89 万人,80 岁及以上老年人 1.58 万人,80 岁及以上老年人占 60 岁及以上老年人比例为 17.78%。2022 年通过"中国长寿之乡"评审。

三是群众满意度不断增强。通过"四种模式",实现了医疗资源和养老资源的有机整合,满足了老年人多层次、多样化的养老健康需求,打通了服务群众的"最后一公里",让老年人"老有所养、老有所依、老有所医"的愿望成为现实,筑起了老年人的"幸福乐园",老年人满意度达95% 以上。

实施新型乡村卫生一体化管理
不断夯实基层医疗卫生服务体系网底

山东省潍坊市寿光市

寿光市自 2020 年入选国家基层卫生健康综合试验区以来,以实现分级诊疗为目标,探索实施新型乡村卫生一体化管理,狠抓基层管理体制、服务能力和运行机制建设,基层医疗卫生服务体系得到了巩固提升。2022 年,基层就诊率达 74.8%,群众看病就医满意度达 97.3%。

一、拓面增效,筑牢网底

(一)赋予乡村医生健康管理新职责

在全市推行单病种群体管理,由乡村医生承担责任片区居民的健康管理职能,与居民家庭通过一个病种建立一个"工作网络",首席医师制定管理指南,家庭医生具体实施,专科医生一个病一个病地管、家庭医生一个人一个人地管,一个个单病种群体管理"工作网络"构成整合型医疗卫生服务体系。目前,寿光市已相继成立了高血压、糖尿病、慢阻肺等多个单病种群体管理联盟。

(二)织牢村级卫生服务网络

科学规划建设 120 处中心村卫生室,逐步建成以中心村卫生室为主体、一般村卫生室和村卫生室服务点为补充的新型村级卫生服务体系,打造方便可及的"15 分钟健康服务圈"。在全省率先探索乡村卫生一体化管理,将村卫生室作为乡镇卫生院的外设科室,统一规划建设、信息系统、健康数据、业务流程、服务模式、质量标准、绩效考核和运行保障,实行"八统一"管理。采取"村居出地(房),市镇两级出资"的办法,筹资 9 000 余万元对 429 处村卫生室进行高标准建设,统一了外观标识和标牌。全市村卫生室平均建筑面积达 139.17 平方米,99.7% 的村卫生室产权公有。投资 1 260 万元,为村卫生室配备健康一体机、心电图机、电子身高体重血压计等诊疗设备,智慧化随访设备和康复理疗设备实现全覆盖。

(三)村卫生室服务扩容增能

联合卫健、医保、财政、编办等部门出台《关于加强村卫生室建设工作的意见》,对全市村卫生室功能进行重新定位,寿光市成为全省首个在中心村卫生室扩展检验、护理、康复等诊疗服务并纳入医保报销的县级市。推动远程医疗向村卫生室延伸,将符合条件的互联网诊疗项目纳入医保支付范围,进一步激发镇域医疗卫生发展活力。

二、加强队伍建设,充实基层医疗卫生服务力量

(一)加强乡村医生人才培养

鼓励乡村医生在职参加学历教育,对取得高一级学历证书的,按不同层次给予经济补助。落实乡村医生在岗培训制度,围绕农村常见病、多发病,制定年度乡村医生教育培训计划,分期分批开展轮训。先后选派 380 余人到基层医疗卫生机构开展帮扶,30% 的乡村医生到二级医院参与进修培训和跟班学习,基层服务水平显著提高。

(二)盘活人才资源

乡镇卫生院将乡村医生纳入合同制员工范畴,与其签订正式劳动合同,办理招工就业手续。乡村医生不再是农民身份,变成在村卫生室工作的卫生院正式职工,增强了乡村医生的职业认同感和发展预期。

将取得执业（助理）医师和乡村全科执业助理医师资格的 300 余名乡村医生，纳入家庭医生团队，与辖区居民签约成为家庭医生，进一步拓宽乡村医生服务空间。截至 2020 年年底，乡村医生共参与签约 34 万余人，获得了农村居民的好评。

（三）落实乡村医生待遇保障

卫健、医保、财政、编办、审批部门联合出台《关于加强村卫生室建设工作的意见》，按照服务人口 1‰ 的比例在全省率先将乡村医生纳入总量控制人员，通过"县招镇用""镇招村用"招聘模式，向社会公开招聘卫生专业技术人员，探索实行新型乡村卫生一体化管理，目前全市乡村医生月均工资达 5 200 元，并为全市 840 名乡村医生按照企业社会保障标准缴纳五险，确保乡村医生老有保障，医疗服务基础更加坚实。

三、强化信息赋能，提升乡村医疗卫生服务质效

（一）推进医疗健康数据共建共享

以医院信息系统（hospital information system，HIS）为核心，打破市、镇、村医疗机构及行业间数据壁垒，开发建设区域诊疗全民健康信息化系统，整合就诊"一卡通""健康寿光 app"和"智慧医疗"等工作模块，实时更新健康档案、电子病历、疫苗接种等数据信息，搭建起含 3.5 亿条标准数据的"互联网 + 健康寿光"大数据平台，实现互联互通、授权共享，为医疗服务、公共卫生、行政监管等提供全方位信息服务和技术支撑。

（二）做实做细家庭医生签约服务

探索医防融合模式，依托"数字健康大脑"大数据分析功能，及时发现居民健康异动情况并推送至家庭医生服务团队，家庭医生在线查看患者电子档案、慢性病管理、年度体检等数据，全面了解患者情况，有针对性地提出诊疗建议和提供诊疗服务。在 498 处村卫生室设立"三高之家"，依托家庭医生签约服务团队，对患者进行分级分类管理，初步实

现基层首诊和双向转诊。

（三）推进优质医疗资源扩容下沉

依托"大数据"平台开发部署双向转诊系统和区域影像、检验系统以及远程会诊、远程心电系统，推进居民健康档案在区域内的动态更新和医疗机构间的授权调阅，实现了居民基本医疗信息和影像、检验数据的跨医院共享共用；开发建设慢性病办理、慢性病配药、监测服务、检验检查、入院办理、康复护理"六个不出村"，助力慢性病患者便利就医。

强队伍　优内涵　建机制
推动家庭医生签约服务高质量发展

河南省平顶山市郏县

郏县认真贯彻落实新时代党的卫生与健康工作方针,以全国基层卫生健康综合试验区建设为契机,围绕"平时健康有人管,需要服务有人帮"的工作目标,积极增加家庭医生签约服务供给,扩大签约服务覆盖面,强化签约服务内涵,突出全方位全周期健康管理服务,健全签约服务激励和保障机制,夯实签约服务政策效力,提升基层健康管理能力。

一、主要做法

(一)建强队伍、提升素质,夯实基层健康管理基础

一是建立服务队伍。 组建91支县、乡、村三级参与的"全专结合、医防融合"家庭医生签约服务团队。全县402家医疗卫生机构全部入驻家庭医生签约服务平台,县级公立医院抽调骨干专科医师作为县级层面技术指导,乡镇卫生院、社区卫生服务中心组建以全科医师为团长,执业护士、公共卫生服务人员和乡村医生为成员的家庭医生签约服务团队;实行基层医疗卫生机构主要负责人包片、服务团队包村、乡村医生包户的"网格化"管理模式,达到村村有人管、户户有人包,着重在"真签约、真服务、见实效"上下功夫。

二是稳定签约服务团队。 实施"乡聘村用",将具备执业(助理)医

师资格的乡村医生全部纳入乡镇卫生院管理。受聘乡村医生的企业职工养老保险、失业保险、工伤保险等相关费用纳入县财政年度预算。对目前已退休的 514 名老年乡村医生,每月给予 300 元生活补助,解决了乡村医生的后顾之忧。目前,"乡聘村用"的乡村医生达 190 人,其社会保障纳入县财政年度预算资金达 195.43 万元。

三是强化培养培训。印发《郏县卫生健康人才培养实施方案》,依托河南省基层卫生人员能力训练管理平台建设省级"签约服务实践技能培训基地",采取线上理论培训与线下实践技能培训相结合的方式,实施体验式教学,树立全科医学理念和团队服务意识,熟悉家庭医生服务模式、服务规范、签约履约服务流程,掌握常见病、多发病诊疗和慢性病健康管理技能。2022 年,基层卫生人才能力提升在线培训 1 032 人次、乡村医生培训 719 人次;选派县级医院卫生技术人员 122 人下沉至基层医疗卫生机构帮扶和执业带教。

(二)创新思路、扩展内涵,丰富基层健康管理的形式

一是设置个性化服务包。采取"家庭签约 + 分类管理 + 团队服务"工作模式,设置基础服务包和个性化服务包,服务内容涵盖基本医疗服务、基本公共卫生服务、健康管理等项目,其中个性化服务包适用于高血压、糖尿病两类慢性病签约居民。

二是实施多渠道便捷化服务。建设全民健康信息平台,开发群众管理端、用户端、医生端,实施多渠道无纸化签约,实现线上为居民提供签订协议、健康咨询、慢性病随访、双向转诊等服务,单人次签约时间由 15 分钟降低为 2 分钟。在全国率先为基层配置 12 台"健康云巡诊车",可提供 7 大项 49 小项检查,方便家庭医生签约服务团队为居民提供健康服务,真正让"数据多跑路、群众少跑腿"。在县、乡、村医疗机构分别设置慢性病管理中心 3 个、家庭医生工作室 15 个、健康驿站 377 个,为签约居民提供高效率健康管理服务。

三是优化惠民服务举措。建立慢性病患者长处方及单人单处方管理制度,加强用药目录衔接统一,多渠道采购长处方及单人单处方药品,满足签约服务患者个性化、多元化用药需求。对行动不便、失能失

智的老年人、残疾人等确有需求的人群,提供送药上门服务,并由团队家庭医生入户对患者及监护人进行合理化用药指导。搭建远程会诊、影像、心电、检验、消毒供应共享中心等服务平台,为签约居民提供更多便利服务。

(三)明确责任、建立联动机制,提升百姓获得感

一是明确各级医疗机构职责分工。村卫生室作为签约服务主体,负责建立居民健康档案、家庭健康状况评估、健康体检、健康知识宣传、免费上门服务等签约服务工作的开展和实施。乡镇卫生院、社区卫生服务中心负责组织实施、运行监管、绩效评价、业务指导、综合管理和绩效考核等。县级公立医院和专业公共卫生机构通过提供技术支持和业务指导、开展专家帮扶、人员培训带教、双向转诊衔接等形式,参与病情较为复杂、需求较高患者的签约服务。

二是建立协作联动机制。通过红、黄、绿色慢性病管理,建立县级医院、乡镇卫生院和村卫生室协同联动机制;在乡镇卫生院利用家庭医生签约服务团队,为签约居民提供诊前、诊间和诊后健康管理服务,提高工作效率,提升签约居民获得感。

(四)完善评价体系、健全激励机制,调动积极性

一是建立绩效评价体系。以签约服务团队为基本考核单元,以基本医疗、基本公共卫生和慢性病患者健康管理等为考核范围,以工作质量、工作数量和群众满意度、慢性病管理控制率为重点指标,实行当量法绩效考核。同时,搭建运行与监管评价平台,对重要指标数据实行实时监测评价,全面实施量化指标,建立"月考核、季分析、半年初评、年终总评"的管理机制。充分发挥家庭医生对签约居民的"健康守门人"和"医疗费用守门人"作用。

二是健全激励约束机制。扎实推进基层医疗卫生机构"公益一类保障、公益二类管理"和"两个允许"落实政策,将签约服务费人均补助19元中的70%用于签约团队内部分配的家庭医生签约服务费和全科医生岗位津贴纳入绩效工资总量管理,在绩效工资中单列。以签约服

务绩效评价结果为依据,与薪酬分配和评先评优、职称(职务)晋升、资金拨付等挂钩,建立多劳多得、优绩优酬、奖优罚劣的分配机制,调动签约服务团队积极性。

二、取得成效

一是实现县域人民群众健康水平提升。2022 年,全县重点人群履约率为 97.7%,较 2021 年同比提升 3.14 个百分点;人均预期寿命为 79.78 岁,高于全国平均水平 1.85 岁;健康素养水平为 29.47%,高于全国平均水平 4.07 个百分点。

二是基层就诊率提升。开展签约服务后,家庭医生团队深入农村农户的频率更高,群众增强了对基层医疗卫生机构和医务人员的信任度,促进了群众基层首诊、有序转诊,乡镇卫生院门诊人次、出院人次均同比上升。签约居民对乡村医生及所属乡镇卫生院的医疗服务、签约服务、公共卫生服务"三服务"满意度提升。2022 年,全县基层就诊率达到 68.83%,同比上升 2.46 个百分点;群众对家庭医生签约满意度达到 95% 以上。

三是家庭医生工作积极性提升。参与签约的基层医务人员在完成履约服务后,根据考核等次分配签约服务费。同时,乡镇卫生院、社区卫生服务中心绩效工资内部分配时设立全科医生津贴项目,在绩效工资中单列。签约服务医生收入提升,有效调动基层医务人员参与签约服务的积极性。2022 年,全县基层医疗卫生机构人均工资性收入同比提升 7.82%。

"三张答卷"
助推基层卫生健康工作高质量发展

四川省泸州市泸县

近年来,泸县积极抢抓国家重大改革示范机遇,2019 年入选全国首批紧密型县域医共体建设重点关注县,2021 年作为西南地区唯一县入选全国首批 8 个基层卫生健康综合试验区建设,通过建立编制周转池、推动医保支付改革,做实家庭签约服务,全面推动基层卫生健康工作高质量发展。

一、建立编制周转池,激活人才发展"一池春水"

一是专编单列,打通编制"循环"。 针对部分医疗机构"无编可用"与"有编不用"并存、编制资源固化等问题,按照"控制总量、盘活存量"的原则,结合医共体人才队伍和服务能力建设需要,建立医共体事业编制"周转池",注入 110 名事业编制到"周转池",其中 3 个医共体总院共70 名、20 个分院各 2 名,编制规模视人才需求变化每 3 年动态调整 1 次。

二是资源统筹,提升管理"梯次"。 创新编制供给方式,按照"归属不变、统一管理、统一使用、统一调配"要求,将医共体总院、分院核定的事业编制作为档案编制,"周转池"编制重点保障医疗机构紧缺急需专业技术人才,严把申报、审批、入编 3 个环节,由医共体总院及相关分院提出用编申请,经总院初审、县卫生健康局审核后,报县委编办按用编程序办理,破解编制管理碎片化难题。

三是协同推进,提升用编"精度"。 利用医共体总院和分院除周转池编制外的现有编制总量建立"自建池",实行"周转池"与"自建池"人员动态流转,"自建池"编制有空缺的,使用"周转池"事业编制的人员自动流向聘用单位"自建池"。总院按照"周转池"编制实际使用60%的比例,统筹安排人员到分院工作,分院在编人员确需调动到总院的,由总院在"自建池"有空编的情况下按程序办理。

二、推动改革创新,实现医保支付"一个总额"

一是开展"五统一"评估。为有效推动紧密型县域医共体医保支付方式改革,成立由县政府领导任组长,卫健、医保、编办、财政等部门负责人为成员的评估工作领导小组,印发《医共体"五统一"评估工作方案》,评估细则包括人员管理、财务管理、信息系统、医保结算、考核监管五大板块30个指标,对3个医共体开展现场评估,评估结果均合格。

二是实行"一个总额付费"。将当年全县城乡居民医保筹资总额扣除3%的市级调剂金和大病保险保费后,剩余部分作为年度医共体"一个总额付费"基金,交由医共体包干使用。经医共体管委会评估符合"五统一"标准的,医保基金实际清算支付总额小于"一个总额付费"基金额度的,实施结余留用。对医保基金实际清算支付总额大于"一个总额付费"基金额度的,按照"超支不补"原则由医共体内部分担。

三是配合医保年终考核。制定《医共体医保管理改革考核暂行办法》,由县医保、卫健、财政等相关部门进行预考核,配合市医保等相关部门做好年终考核,60分及以上的全额拨付当年"一个总额付费"金额,60分以下的每减少1分扣减0.5%"一个总额付费"金额。当年考核等次不合格的,下一年取消"一个总额付费"医保管理。

三、做实家庭医生签约服务,绘就健康服务"一张蓝图"

一是开展"全专结合"家庭医生签约服务试点。发挥基层医疗卫生机构"网底"和家庭医生健康"守门人"作用,开展"全专结合"家庭医生签约服务试点,组建签约团队 95 个,做实重点人群家庭医生签约服务,重点人群签约 229 788 人,签约率达 84.19%。通过微信公众号和入户张贴家庭医生联系电话,指导开展健康监测,观察病情变化,提供用药指导等服务,及时响应群众健康需求。

二是落实风险等级管理。利用四川省健康档案云平台,整合居民健康档案,建立健康管理台账和重点人群健康状况数据库,家庭医生团队通过电话调查、入户走访、档案分析等方式摸清健康状况,划分 3 个风险等级,调查常住老年人 176 824 人,基础疾病 96 549 人,其中一般人群 130 589 人、次重点人群 30 183 人、重点人群 16 052 人;管理高危孕产妇 5 014 人,其中黄色等级 1 649 人、橙色等级 437 人、红色等级 5 人。

建立"六有"工作机制
实现基层卫生健康工作"六到位"

新疆维吾尔自治区伊犁哈萨克自治州新源县

新源县以全国基层卫生健康综合试验区建设为契机,坚持问题导向,突出重点,抓住难点,结合慢性病管理工作锐意创新,建立有台账、有分工、有联系、有服务、有记录、有考核的"六有"工作机制,实现了医防融合底数掌握到位、上下协作到位、服务群众到位、群众满意到位、规范管理到位、结果运用到位。

一、有台账,底数掌握到位

一是摸清人员底数,精准施治。乡镇卫生院结合新冠疫情防控工作"乙类乙管"要求,对全县 65 岁及以上老人进行全方位、地毯式调查,根据年龄、慢性基础疾病和疫苗接种情况,将老年人分为三类人群,分别建立红黄绿"三色"管理台账,进行精准分类、健康管理。截至 2022 年底,全县共管理红色重点人群 1 636 人,黄色次重点人群 3 221 人,绿色一般人群 15 326 人;切实做到数据准、情况明、底数清,确保实现精准施治。

二是健全包联机制,动态管理。乡镇卫生院成立公共卫生中心,各级医疗卫生机构通力合作、协调联动,建立长期的县包乡、乡包村、村包居民的包联工作机制。通过日常包联走访服务,对慢性病患者进行动态监测,适时调整用药和强化健康指导,实现保健康、防重症的目标。

二、有分工,上下协作到位

一是强化组织管理,明确职责分工。县、乡、村三级医疗卫生机构根据不同分工紧密协作,确保层层有压力,人人有责任,各项工作有序推进。明确县级医疗卫生机构负责指导乡村两级医疗卫生机构做好红色人群服务和急危重症患者的救治,乡镇卫生院负责做好黄色人群健康管理和指导村卫生室做好绿色人群的健康管理,村卫生室负责绿色人群日常随访和健康指导。推动村(居)民委员会全部设置公共卫生委员会,积极配合医疗卫生机构做好基本公共卫生服务、医疗惠民政策的宣传,引导患者有序就医,提升了人民群众健康意识和健康水平。

二是强化上下联动,服务提质增效。医共体总院采取"1+N"的模式将 35 名主治医师以上职称的专科医生融入家庭医生签约服务团队中,每月下沉指导工作,并对重点慢性病患者进行年度内不少于一次的入户随访。乡镇卫生院以"优质服务基层行"活动为抓手,提升基层医疗服务能力。全县 11 家乡镇卫生院中 10 家达到能力标准,其中 3 家达到推荐标准。通过县级强化指导,乡级主动发力,实现了基层医疗服务水平的不断提升。

三、有联系,服务群众到位

一是建立医患沟通连心桥。乡镇卫生院制作家庭医生签约服务团队"便民联系卡",联系卡中有县、乡、村三级医生的专业特长和联系方式,居民可根据自己的需求自主选择签约医生。家庭医生在签约时将"联系卡"张贴在签约居民家中,紧急情况下,联系卡等同"120"一样重要,成为家庭医生和患者沟通的"连心桥"。

二是促进医患交流信息化。基层医疗卫生机构建立健康服务微信群 136 个,服务团队在微信群中可以点对点发送全民健康体检信息,对体检异常患者进行个体化健康指导。群里患者之间可以分享自我管理经验,还可以在微信群里预约就诊、购药、上门等服务,实现了轻松就医,安心就诊。投入 88.55 万元为乡镇卫生院、村卫生室统一配备了"移动公共卫生两卡制"设备 161 套,解决了无网络状态下现场服务录入、医师工作量精细化统计和群众满意度现场评价的问题。

四、有记录,规范管理到位

一是健康服务有记录。各级医疗卫生机构根据服务情况填写随访记录表,如实反映患者健康管理相关信息。为患者提供个性化健康指导处方,覆盖饮食、运动、用药等方面,促进患者养成健康的生活方式。按照人群分类标准进行评估,动态调整人群分类,对病情不稳定患者及时转诊并做好转诊记录。2022 年,县级医疗卫生机构下转病情稳定患者 150 人次,下转患者比例较上年度提高 27 个百分点,远程会诊 120 人次,满足了居民更高的医疗需求,降低了居民的就医成本。

二是培训提质有效果。州级对县乡村、县级对乡村、乡级对村级逐级开展各类培训。县卫生健康委对乡村两级开展规范管理培训 47 场次,医共体总院对乡村两级开展规范培训 157 场次,专业技术指导机构对乡村开展专业培训 136 余场次,乡村医生服务能力持续加强,2022 年乡村医生执业(助理)持证率较 2021 年提高 2.56 个百分点。

五、有服务,群众满意到位

一是组团式服务更高效。医共体总院组建了 11 支涵盖心血管、内分泌、呼吸、中医药、公共卫生等专业队伍进行驻点帮扶,在 11 家医共体分院设置"县级专家门诊",每周下派科室主任开展门诊坐诊、业务查房、病历质控等服务。2022 年,医共体总院累计下派专家 338 人次、接诊患者 2 490 人次、开展培训 128 场次、举办讲座 19 场次。基层医疗卫生机构的服务能力得到提升,居民不出乡镇就能享受到二级医疗机构的专家服务,满意度不断提高。

二是闭环式管理更精准。以全民健康体检为周期,打出慢性病防控组合拳,对慢性病患者实施全流程闭环式管理。2023 年升级再造投入 282 万元,建设了阿勒玛勒镇卫生院集慢性病一体化门诊、医防融合闭环式管理中心、中医药服务、医养结合、老年人健康管理、全民健康体检的一站式慢性病综合管理服务中心,全力构筑慢性病综合防控体系,实现对慢性病患者诊前、诊中、诊后一体化健康服务,慢性病患者规范管理率达到 85% 以上。

三是暖心化服务更惠民。为做好慢性病患者的健康保障,引导患者加强自我健康管理,县财政投入 39 万元为 80 岁及以上老年人配备 3 900 个爱心健康服务包,乡镇卫生院投入 13.27 万元为辖区签约居民发放 7 372 个家庭医生签约服务包、为慢阻肺患者免费发放 234 个指脉氧检测仪,将各族群众的健康时刻放在心上,群众在享受到暖心服务的同时,满意度不断提升。

六、有考核,结果运用到位

一是完善考核制度,规范服务行为。为夯实基层网底,制定了《新源县乡村一体化管理目标责任书》《新源县乡村一体化管理绩效考核细则》,明确乡村两级的责任和目标任务。每年,县卫生健康委与医共体总院、医共体总院与分院、医共体分院与村卫生室层层签订目标责任书,确保压力传导到位、责任落实到位。

二是强化村级考核,提高乡村医生收入。乡镇卫生院每月对上月乡村医生服务情况进行绩效考核,根据考核成绩按月发放各类补助经费。2022 年,县财政在自治区乡村医生基本补助标准的基础上每人每月增加 300 元,乡村医生人均月收入达到 5 892 元,比上年度同期人均提高了 696.8 元。

三是强化慢性病管理考核,激发工作主动性。县卫生健康委制定了《新源县慢性病医防融合绩效考核细则》《新源县重点人群健康管理服务综合绩效考核评分表》,为绩效考评提供依据,通过日常管理与绩效考核相结合的方式进行综合考评。县卫生健康委将考评结果纳入卫生健康系统内部每月"红黑榜",进行公示通报,并与年终评优、绩效相结合,促成了各级医疗卫生机构"比学赶超"、奋勇争先的生动局面。

　　四是实施绩效分配,落实激励机制。医共体总院对分院的考核结果纳入每月医共体工作开展情况评比,乡镇卫生院对村卫生室的考核结果与基本公共卫生服务补助资金挂钩。全面落实"两个允许",制定两家医共体总院及 11 家分院核增性奖励绩效方案,并在人社部门备案。目前已有 5 家乡镇卫生院发放奖励性绩效,人均每月达到 300 元。奖励性绩效从无到有,极大地激发了工作人员积极性。

第二部分

体系建设和机制改革

数字赋能　精细管理
实施新一轮基层医疗卫生机构绩效考核

浙江省

2020年,浙江省率先启动了新一轮基层医疗卫生机构绩效考核。两年来,通过完善考核体系、确定评价方案、加强信息支撑,开展了基层医疗卫生机构绩效考核,并通过省医改联席办印发了结果通报,全面分析了基层医疗卫生机构综合能力和薄弱环节,将考核结果与省级基本药物制度补助资金(4.8亿元)分配相挂钩,引导基层医疗卫生机构不断提升能力、改进服务。

一、统筹融合,落实绩效考核工作

为贯彻落实国家卫生健康委、国家中医药管理局印发的《关于加强基层医疗卫生机构绩效考核的指导意见(试行)》(国卫办基层发〔2020〕9号)文件精神,2020年11月,浙江省卫生健康委印发《关于加强基层医疗卫生机构绩效考核的实施意见(试行)》,明确县级卫生健康、财政行政部门是基层医疗卫生机构绩效考核的实施主体;强化县域医共体管理一体化,在县域医共体实施地区重点突出医共体组织管理主体责任的落实,由医共体负责组织制定基层成员单位绩效考核分配办法并定期组织实施。统筹落实绩效考核工作,县级绩效考核工作组对基层医疗卫生机构绩效考核与综合目标考核相统筹,坚持综合目标考核"一盘棋"考虑,厘清综合目标与绩效考核"统"与"分"的关系,做到不重复、不叠加。基层医疗卫生机构开展绩效考核时,充分考虑条块融合和医防融合,在考核频次、考核方式上合并同类项,统一考核数据来源与统计口径,推动考核方案融合、考核过程同步、考核结果综合应用,实现"一次考核、多方应用"。

二、科学规范,完善绩效考核体系

结合县域医共体建设,建立符合本省实际的基层医疗卫生机构绩效考核评价体系。在指标设置上,以国家制定的基层医疗卫生机构绩效考核指标体系为依据,在 42 个三级指标基础上,对 9 个指标内涵进行了扩展,并新增 8 个指标,如通过新增"每万服务人口服务当量、脑卒中发病率"等指标考核服务质量与效果;通过新增"年人均医疗收入"指标衡量基层医疗卫生机构工作效能与经济效益。在指标权重上,医疗类指标占 34%、公共卫生类指标占 32%、人力资源和经济运行等指标占 34%,充分体现基层医疗卫生机构医防融合、可持续发展的理念。同时,配套制定了基层医疗卫生机构绩效考核操作手册,明确每个绩效考核指标定义、计算方法、数据来源等,为实现不同来源的数据统筹融合、规范考核奠定了基础。要求各地按照《全国基层医疗卫生机构信息化建设标准与规范(试行)》《浙江省县域医共体信息化建设指南(试行)》《浙江省基层医疗卫生机构补偿机制改革绩效考核信息化建设需求指南(试行)》等文件,强化县域卫生健康信息化建设和应用,完善基层医疗卫生机构补偿机制改革绩效考核系统,充分利用信息技术对基层医疗卫生机构绩效考核进行全方位、系统性重塑。

三、数字赋能,开展绩效考核评价

2021—2022 年,浙江省连续两年开展全省基层医疗卫生机构绩效评价工作。确定绩效考核监测评价对象,主要为建制乡镇(街道)卫生院、社区卫生服务中心。制定省级绩效考核监测评价方案,18 个省级监测指标、29 个细化指标,全部来源于国家卫生健康统计年报、基层医疗卫生机构补偿机制改革综合管理系统等现有的信息系统和统计数据,并建立了省级基层医疗卫生机构绩效考核监测评价计算模型。同时，按照浙江省数字化改革要求，运用数字化思维、数字化认知、数字化技术开展绩效考核，建成了浙江省基层医疗卫生机构绩效评价系统，归集省级有关系统数据200余万条，统一基层医疗卫生机构识别标志，强化数据质量控制，实现了全流程数字化绩效考核。各地基于基层补偿机制改革综合管理系统，建设基层绩效考核系统，实现基层医疗卫生机构数字化、精细化绩效考核管理。

四、数据挖掘，加强考核指标分析

基于基层医疗卫生机构的服务能力、服务效率、经济管理和人力配置等绩效考核的相关数据开展综合分析，制定《浙江省基层医疗卫生机构绩效考核评价分析报告》，全面分析市域、县域、医共体、乡镇（街道）等不同层级基层医疗卫生机构的综合实力、短板弱项、提升空间。绩效考核指标分析结果显示：2021年，医疗服务指标中的门急诊人次、每万人服务门诊当量、职工年人均医疗收入等指标值较2020年有了一定幅度的提高；所有基本公共卫生服务评价指标中位数均超过了目标值，大部分基层医疗卫生机构接近满分，显示基本公共卫生服务均等化水平较高。同时，基于卫生健康财务报表数据开展基层医疗卫生机构经济运行分析，指导基层医疗卫生机构加强管理、提升能力。

五、绩效导向，强化考核结果应用

进一步发挥绩效考核的"指挥棒"作用，建立绩效考核结果反馈与改进制度，体现激励奖惩，激发基层活力。省级层面将基层医疗卫生机构绩效考核结果与基本药物制度补助资金分配相挂钩，2022年、2023年均安排1 500万元用于奖励绩效考核排名前30名的县（市、区），划分三档，分别为70万元、50万元、30万元。绩效考核结果也是基层医疗卫生机构参加"优质服务基层行"活动推荐标准、社区医院评选的重要参考依据。同时，将"基层医疗卫生机构绩效考核数字化和绩效分配精细化"纳入对党委政府的健康浙江考核指标,要求县级层面将依据绩效考核结果分配财政补助资金、绩效考核奖等,并运用于人事任免、评先评优等工作中。鼓励基层医疗卫生机构依据标准化工作当量法建立内部绩效分配机制,运用绩效考核系统开展精细化管理。

改革创新 求真务实
积极探索基层卫生健康高质量发展
的新疆路径

新疆维吾尔自治区

近年来,新疆维吾尔自治区坚决贯彻"以基层为重点"的新时代党的卫生与健康工作方针,以基层卫生健康综合试验区建设为契机,改革创新、求真务实,努力蹚出一条适合西部地区的基层卫生健康高质量发展"新疆路径"。

一、统筹谋划布局,整体推进重点突破

2021 年 8 月,伊犁哈萨克自治州新源县入选国家基层卫生健康综合试验区(以下简称"试验区")。为扩大试验区建设成效,形成"矩阵"效应,自治区以"1+5"模式推进试验区建设,即以 1 个国家试验区为引领,5 个自治区试验区作示范,改革创新,攻坚克难,探索适合新疆实际的基层卫生发展路径,形成一批可推广可复制的经验做法。经县市申请、地区推荐,综合考虑地缘位置、经济发展、政府支持、服务供给等因素,自治区从 13 个申报县(市、区)中遴选确定了伊犁哈萨克自治州伊宁市、阿勒泰地区布尔津县、哈密市巴里坤哈萨克族自治县、阿克苏地区拜城县、和田地区洛浦县共 5 个县(市)为自治区试验区。2022年 1 月,自治区卫生健康委会同财政厅、人社厅、民政厅、医疗保障局印发《关于印发自治区基层卫生健康综合试验区实施方案的通知》(新卫基层卫生发〔2022〕1 号),要求 6 个试验区采取"4+X"模式重点突破,4为四项重点工作,即医共体建设、慢性病医防融合、家庭医生签约服务、

人才队伍建设,X 为从乡村一体化、医养结合、中医服务、信息化建设 4 项任务中至少选择 1 项,加快形成一批推进基层卫生健康高质量发展的创新举措,各试验区力争每年都有新突破、每年能上新台阶。

二、倾斜政策资源,有力助推提质增效

自治区整合各类资源,既加大帮扶力度和技术支撑,又在政策和资金上给予倾斜支持,大力助推试验区建设提质增效。

一是强化政策支撑。试验区全面落实两个允许、基层医疗卫生机构实施"公益一类保障、公益二类绩效"、全面推进"乡村一体化管理""编制在县域内统筹使用""医保结余资金纳入医共体业务收入,主要用于提高医务人员绩效待遇"等政策措施,进一步激发基层运行活力。

二是打通职业晋升通道。鼓励人才向基层一线流动,在基层连续工作满 10 年的全科医生,在晋升副高级职称时实行"定向评价、定向使用",同时聘任时不受单位岗位职数限制。在制定自治区卫生高级专业技术职务任职资格合格标准和全国卫生专业技术资格考试(中初级)自治区合格标准时,对基层医疗卫生机构单独制定合格标准。

三是加大项目投入。争取医保、财政等部门专项资金 2 194 万元,用于试验区专科能力提升、信息化建设和基层对口帮扶工作,2022 年为每个试验区下拨专项补助经费 100 万元。

四是推进医防融合。积极对接沟通,将 6 个试验区确定为国家卫生健康委卫生发展研究中心慢性病医防融合重点跟踪县(市),探索开展"四病"(高血压、糖尿病、高血脂、慢阻肺)医防融合新疆路径,形成工作合力。

三、强化绩效评价,建立竞争淘汰机制

为进一步激发试验区内生动力,2022 年 8 月,自治区卫生健康委联合财政厅、人社厅、民政厅、医疗保障局印发《关于进一步加强自治区基层卫生健康综合试验区建设的通知》(新卫基层卫生函〔2022〕53 号),

明确要求建立试验区动态调整机制。11月,在各地州推荐8个候补试验区的基础上,经过专家评审,并综合考虑试验区分布等因素,确定泽普县、库尔勒市、博乐市3个县(市)为自治区候补试验区。同时,制定出台试验区监测评价体系,共10个维度42项指标1 000分,进一步发挥绩效考核的指挥棒作用。从2022年起,每年将对试验区建设工作滞后、监测评价排名后两位的县(市、区)"亮黄牌",限期整改,连续两年被"亮黄牌"的县(市、区)取消试验区资格,由候补试验区替补。

四、开展数据分析,摸清掌握工作底数

组织专家对6个试验区的12所县级医院、12所专业公共卫生机构、77所基层医疗卫生机构开展能力摸排,全面掌握试验区内医疗卫生资源配置情况,为试验区建设提供依据。

一是做好调查评估。从"初步诊断能力、初步处置能力、确定性诊断能力、规范化治疗能力"4个维度开展66个基本病种诊疗能力调查,形成了《自治区基层卫生健康综合试验区基层医疗卫生机构服务能力评估调查报告》。

二是摸清资源底数。从"设施设备、人员编制、急诊急救、医学影像、检验检查"等方面开展基础数据采集,形成了《自治区基层卫生健康综合试验区基层医疗卫生机构基本情况统计表》。

三是开展基线调查。委托国家卫生健康委卫生发展研究中心从"县域医疗卫生综合情况、县域医疗卫生机构、县域卫生人力基本信息、基层卫生服务质量、基层就诊患者满意度、基层医务人员满意度、居民满意度"等7个方面开展基线调查,形成了《自治区基层卫生健康综合试验区基线调查报告》。

五、注重技术指导,组建专家帮扶团队

一是开展调研指导。由自治区卫生健康委领导分片包干试验区建设,每年组织不少于2次赴试验区(含候补试验区)的经验交流会或现

场考察。2022 年 5—6 月,自治区卫生健康委分管主任和有关专家先后对新源县、伊宁市进行实地调研,对制约试验区和医共体建设的难点堵点交流座谈,并结合调研情况进行现场培训及答疑。

二是建立帮扶团队。充分发挥专家的智力指导作用,组建"一组"(即:邀请 3 位国家卫生健康委卫生发展研究中心专家、5 位自治区专家共同组建专家组),成立"三办"(即:自治区基层高血压防治管理办公室、自治区基层糖尿病防治管理办公室、自治区基层风湿免疫病防治管理办公室),拨付专项工作经费 60 万元,为试验区提供技术支持,开展专项调研和联系帮扶,协助各试验区梳理解决堵点难点问题。

三是举办培训班。采取线上线下相结合的方式举办自治区基层卫生健康综合试验区培训班,邀请国家和地方专家进行授课,并对 6 个试验区建设情况进行逐一点评,肯定成绩,指出不足。

六、落实主体责任,改革创新示范引领

各试验区普遍成立以党政主要负责同志为组长,编办、发改、财政、人社、医保、卫生健康等部门为成员的领导小组,结合地域特点与自身实际,围绕基层卫生综合改革中的关键问题,在投入保障、管理体制、运行机制、服务模式等方面进一步改革创新。新源县试点医保基金打包付费管理,落实乡镇卫生院绩效工资,为乡镇卫生院增加全额事业编制 20 个,打造了慢性病管理、急诊急救、中医康复理疗等多个县域医疗卫生次中心建设,实现县乡两级错位发展。伊宁市建成 20 家"两慢病"一体化门诊,强化慢性病防治指导,推动医防人员通、信息通、资源通,实现慢性病患者优先就诊和双向转诊,累计受益 7.8 万余人。布尔津县建立以科包院的包联帮扶体系,医共体牵头医院选拔 16 名技术骨干挂职卫生院任行政院长或副院长,实现从"输血式"联合到"造血式"融合,着力提升基层医疗卫生服务水平,县域就诊率达到 91.6%。巴里坤县财政对每个村卫生室每年补助 8 000 元运行经费,为乡镇卫生院配备 DR、全自动生化分析仪等医疗设备 71 台,不断改善群众就医条件。拜城县以慢性病管理为核心,抓住"医、防"两个关键,实现资源、服务、政策三融

合,提高了慢性病检出率,实现慢性病精准识别、精准管理;乡镇卫生院全部建立慢性病管理学校,有效提升了慢性病患者自我管理能力。洛浦县医共体总医院提取医疗收入的 1% 建立互助金,统筹用于边远乡镇卫生院派驻人员、乡村医生绩效工资奖励;2021 年医保基金结余 692.82 万元,提取各项发展资金后,按县乡村 6∶3∶1 的比例,全部用于人员绩效奖励;划拨 30 万元建立专家下沉基金池,用于支持下沉专家开展坐诊、手术带教等,提升县域医疗服务能力。

七、加强宣传报道,营造改革良好氛围

2022 年以来,自治区注重典型经验推广,加强正面宣传和舆论引导,深入发掘和培育典型,多渠道讲述试验区工作成效,为推动全区基层卫生健康工作高质量发展营造良好的舆论氛围。2022 年 1 月 14 日,《新疆日报》头版以《基层卫生健康样板如何打造》为题报道试验区建设情况;1 月 25 日《健康报》头版以《新疆探索"1+5"基层试验区建设模式》报道试验区建设情况;5 月 24 日,中央电视台《新闻联播》对拜城县医共体建设进行了专题报道,等等。目前,累计在《健康报》《新疆日报》、新疆电视台以及学习强国、人民网、今日头条、中新网等推广试验区建设 39 次。

实施乡村一体管理　筑牢村级卫生网底

福建省三明市尤溪县

尤溪县坚持以人民健康为中心,以基层为重点,按照"保基本、补短板、强基础"的总体思路,不断完善农村医疗卫生服务体系,筑牢村级卫生网底,提升村级医疗服务能力,助推乡村振兴战略实施,切实增强人民群众获得感和幸福感。

一、夯实村卫生所基础设施

一是加大村卫生所标准化建设力度。近年来,积极争取各级财政资金 300 多万元,用于加强村卫生所标准化建设。目前每个行政村基本能做到有一所面积达标、布局较合理、环境较舒适的标准化村卫生所。

二是完善村卫生所设备配置。近年来,多方筹集资金 200 多万元,更新添置村卫生所必需诊疗设备,如电脑、健康一体机、智能血压器、血糖仪、新生儿访视包、产后访视包和健康教育设施等,更好地为农民群众提供基本医疗卫生服务。

三是实现医保"村村通"。开通医保门诊统筹报销端口,将村卫生所诊疗费和使用的基本药物纳入城乡居民医保支付范围,引导农村居民就近就医。

二、纳入县乡统一管理

将村卫生所纳入县域总医院(紧密型医共体)范围。以县级医院为龙头,以乡镇卫生院为枢纽,以村卫生所为网底,实现县乡村医疗机构一体化。由乡镇卫生院延伸举办(公建公管)村卫生所212家,村卫生所实行乡镇卫生院领导下的所长负责制。乡镇卫生院对村卫生所实行"七统一"管理,即统一人事、财务、药械、业务、绩效、信息管理和养老保障。由乡镇卫生院按照公平、公正、公开的原则,采取统一考试或村民代表推荐等有效方式择优选聘乡村医生258名,建立村卫生所医生人事档案,并将每年考核结果记入档案,作为村卫生所医生聘用、职称职务晋升、年薪发放的重要依据。村卫生所实行报账制,由乡镇卫生院统一建账管理,村卫生所分别建立财务收支科目,严格按照收费项目规范收费,做到收费有单据、账目有记录、支出有凭证。村卫生所使用的药品、器械、耗材等由乡镇卫生院统一调配。

三、规范村卫生所诊疗行为

一是建立健全村卫生所规章制度和业务技术流程。明确村卫生所基本职责,制定完善村卫生所基本医疗和公共卫生责任清单。严格落实传染病疫情报告责任,提高风险隐患早期识别能力,筑牢农村疾病预防控制网底。严格规范诊疗行为,做到规范服务、记录完整。加强服务质量管理,采取积极措施,预防医疗差错和事故,确保医疗安全。

二是建立健全乡村医生继续教育和培训制度。县卫生健康局每年组织乡村医生开展规范化培训,采取集中面授、远程教学和临床跟班相结合的方式,保证乡村医生每年至少接受不少于两周的免费培训。支持乡村医生参加医学学历教育,鼓励符合条件的参加执业(助理)医师资格考试。开展乡村医生中医基础理论及中医辨证论治基础和隔物灸、三伏灸、刮痧技术、放血疗法、拔罐、推拿、穴位贴敷、耳穴埋豆、平衡火罐、中药热熨敷等中医药适宜技术培训,80%以上村卫生所能够规范开展 6 项以上中医药适宜技术。实施师带徒项目，乡镇卫生院安排技术过硬、经验丰富的医生与辖区内乡村医生结成"师徒关系"，发挥紧密式帮带作用，提高乡村医生队伍整体素质。

三是完善乡村医生巡诊制度。对不适宜配置固定乡村医生或短期内招不到合格乡村医生的行政村，根据实际情况安排乡镇卫生院选派合格的医师开展巡诊或派驻服务。对于人口较少或面积较小的行政村，可与相邻行政村联合设置村卫生室，为 2 个或以上邻近村提供服务，确保村民使用常用交通工具或步行不超过 30 分钟即可享受基本医疗卫生服务。

四是全面实施信息化管理。村卫生所统一在基本公共卫生系统上开展基本公共卫生和基本诊疗服务，对村卫生所的服务行为、药品器械领用、绩效考核等进行信息化管理，提高村卫生所的服务能力和管理水平。乡镇卫生院与村卫生所信息系统实现互联互通，发挥信息系统的优势，提高管理和服务效率。

四、健全乡村医生保障制度

一是夯实乡村医生人才队伍。积极向上争取乡村医生委培名额，着力解决乡村人才紧缺的问题。2017 年以来，定向委培本土化乡村医生 57 人，已有 43 人委培乡村医生毕业充实到村卫生所，在一定程度上缓解了乡村医生短缺的矛盾，提升了村卫生所服务能力。同时，鼓励返聘退休医生到乡镇卫生院和村卫生所执业，筑牢乡村医生网底。建立医疗责任保险制度。以县域医共体打包与保险公司签订《尤溪县县域内医疗机构医疗责任保险合同》，为公办村卫生所提供医疗责任保险，提高乡村医生抗风险能力。

二是完善绩效薪酬管理制度。建立以服务质量和服务数量为核心、以岗位责任与绩效为基础，结合村民满意度、村"两委"评价、卫生院日常监督及市县抽查与考核等情况的考核激励机制，调动乡村医生工作积极性。严格落实乡村医生津贴、基本公共卫生服务补助、基本药物制度补助、一般诊疗费政策，乡村医生人均收入从 2017 年的 3.6 万元提高到 2022 年的 5.8 万元。

三是提升乡村医生养老待遇。制定出台尤溪县乡村医生养老保障制度,落实乡村医生养老保障政策,根据乡村医生年龄、在岗服务年限等,由县财政按当年本地城乡居民最低生活保障标准的一定比例给予老年乡村医生养老生活补助;年龄满 60 周岁已离岗的乡村医生,每月按其每服务满一年(即工龄)给予当年县城乡居民最低生活保障标准 2% 计发老年乡村医生养老生活补助。年龄满 70 周岁已离岗的乡村医生,每月按其每服务满一年(即工龄)给予当年县城乡居民最低生活保障标准 4% 计发老年乡村医生养老生活补助。2017—2022 年共为 460 名退休乡村医生发放生活补助 1 307.73 万元。支持在岗乡村医生参加城乡居民养老保险、企业职工养老保险、灵活就业人员养老保险等,年缴费额度在 3 000 元及以上,由县财政给予补助 1 000 元;工龄满 30 年,缴费额度在 5 000 元及以上的,每年由县财政给予 1 500 元的补助。2017—2022 年共为 212 名在岗乡村医生发放养老保险补助 134.95 万元。

多举措解决看病就医难题
让基层群众共享"医改红利"

湖南省郴州市汝城县

汝城县全面贯彻新时代党的卫生与健康工作方针,以基层为重点,以改革创新为动力,聚力强基层、增活力、建机制,创造性地拓展基层卫生综合改革的广度和深度,努力解决群众看病就医难题,让群众共享更多"医改红利"。

一、深化标准建设,"强"基层

一是全面夯实基层网底。先后投入资金 4 000 余万元加强乡镇卫生院、村卫生室建设。全县 14 所乡镇卫生院的设施、设备、人员配置等均达到了"优质服务基层行"活动服务能力标准要求。共设置 217 个村卫生室、34 个医疗点,配备乡村医生 267 名,村级网底服务能力稳步提升。

二是全面提高管理水平。以沙洲村卫生室建设为样板,在全面实现全县所有村卫生室硬件设施标准化建设的基础上,重点在设施设备、运行机制、业务管理、人员结构、服务能力、群众满意度等软件服务能力提升方面强化管理和考核。

三是全面提升服务能力。以"优质服务基层行"活动和乡镇(中心)卫生院建设作为基层卫生工作总抓手,全面提升基层医疗服务能力建设。投入 1 260 万元用于乡镇卫生院、村卫生室的设备改造及人员培训,乡村医疗卫生机构服务能力显著提升。

二、落实待遇保障，"稳"基层

一是全面加强部门协作。由县医改办牵头，编办、人社、财政、卫健等部门形成了部门联动、齐抓共管的医改工作新局面，集中人力、物力、财力，强力推进医疗卫生"强基层"战略。

二是科学分配公共经费。严格按照乡镇卫生院60%、村卫生室40%的比例分配基本公共卫生服务经费，全县乡村医生人均基本公共卫生服务补助达3.9万元。

三是严格落实保障政策。省、县财政按照1∶1的比例为村卫生室每年配套补助6 000元运行经费。全面落实乡镇卫生院公益一类事业单位财政保障，乡镇卫生院正式在编在岗人员工资、基本绩效、一次性奖励等全部列入财政统发，县财政每年平均补助乡镇卫生院在编在岗人员11.7万元。

三、加强队伍建设，"活"基层

一是加强人才培训。每年遴选50名以上基层骨干技术人员到县市医院免费进修学习，2022年转岗培训全科医生5人，开展中医药适宜技术培训263人。

二是加强人才培养。通过"引、考、培、用"等方式招录317名专业人才，每个建制乡镇卫生院和社区卫生服务中心配备2名及以上全科医生。培养本土化乡村医生91名，免费定向培养本土化大专以上专业技术人员158名。2022年增加卫生技术人员编制89个，2023年计划再增加编制149个。

三是强化激励引导。对于取得医学类大专、本科等相应学历的在岗乡村医生，给予一次性5 000~10 000元的学费补助。对于定向培养医学生免除学费，免缴住宿费，并补助生活费，毕业后免试入编安排工作。引进高级人才每人补助1万~2万元，连续补助5年。

四、创新医疗服务，"建"机制

一是探索建立"四早"汝城模式。依托省胸痛联盟成员单位的技术支持，以县人民医院为中心、14 个乡镇卫生院为网格单元、217 个行政村卫生室为网点、230 名乡村医生为管理员，建立了胸痛医防融合"早发现、早转运、早处置、早救治"的网格化管理机制。截至 2022 年底，共收治 1 228 例胸痛患者，治愈率达 99%。

二是探索基层"智慧医疗"新模式。2022 年 5 月，在文明瑶族乡中心卫生院试点开展"云雅护"服务，含基础护理、母婴护理、中医护理、康复管理等十多个项目。2023 年"云雅护"服务在全县 14 个乡镇卫生院全面推进，实现全覆盖。2023 年，在全县创新建立了中医药"三智三联"服务新模式，以县中医院为龙头，全县所有乡镇卫生院、村卫生室为网点，实现了县中医院 - 乡镇卫生院中医馆 - 村级卫生室中医阁中医服务的上下联动、信息互通、资源共享。

三是构建分级诊疗新格局。以县人民医院、县中医院为牵头单位，积极推进县域医共体建设，构建了县、乡、村三级医疗机构分级诊疗新格局。2022 年县域就诊率达 90%，其中，基层医疗卫生机构门诊和住院占比达 66%。

五、加强三医联动，"惠"基层

一是强化"三医"联动改革。加强了医疗机构药事管理和基本药物配备使用，大力推进药品、耗材集中带量采购，保障基层药品供应，让群众能够享受到"廉价"药。

二是有序调整服务价格。按照"总量控制、结构调整、有升有降、逐步到位"的原则，降低大型医用设备检查治疗和检验等价格，提高诊疗、护理等体现技术劳务价值的医疗服务价格，共调整医疗服务价格项目 447 项。

三是医保政策向基层倾斜。取消基层医疗卫生机构门诊医保费用总额控制,提高群众门诊看病就医报账比例及额度。特殊病、慢性病(糖尿病、高血压)开药不收取诊疗费,城乡居民慢性病门诊报销无起付线,报销比例为70%。城乡居民门诊医保报账限额提升到每人每年420元,且不限制单次门诊费用,让群众真正得到医改"实惠"。

打造"四圈"医疗服务
努力构建优质高效医疗卫生服务体系

四川省达州市开江县

近年来,四川省达州市开江县着力破解基层医疗卫生机构"小弱散"、人才留不住、群众满意度不高等问题,将构建医疗卫生高质量发展新体系作为推动全县医疗卫生改革发展的首要任务来抓,积极探索出一条以"县中两院(县医院、县中医院,下同)为龙头、县域医疗卫生次中心为枢纽、乡镇卫生院为砥柱、村卫生室兜网底"的四级医疗服务体系,推动全县医疗卫生机构实现质量变革、效率变革、动力变革,为全县群众提供公平可及、系统连续的医疗服务。

一、聚焦提能提质,打造县域医疗卫生"核心圈"

开江县大力推进现代医院管理制度建设,修订完善各类制度100余项,进一步规范县中两院内部治理结构和完善医院决策及民主管理机制,推进现代医院管理制度,促进县中两院管理更规范、更精细、更科学。

一是聚力基础建设,推动评级创建。依托县医院新区建设、县中医院整体搬迁等重点项目,全面推进县中两院基础设施建设,为两院评级创建打下坚实基础。县人民医院新区项目总投资约6.74亿元,占地70.24亩,建筑面积约11.01万平方米,设计床位904张。目前,县医院已部分搬迁至新区,县中医院新区项目一期主体建设已完成,二期项目建设施工队已进场,预计2024年底完成建设。2022年县中两院成功纳入三级医院创建单位。

二是聚力软件建设,促进服务提质。县医院积极创建卒中中心、胸痛中心、危重孕产妇救治中心、危重新生儿救治中心、创伤中心,将神经外科、普通外科纳入争创省级以上临床重点(特色)专科揭榜学科。县中医院开设 25 个临床科室,其中,中医骨伤科为省级重点专科,康复科、消渴病科、脾胃科为市级重点专科,老年病科正在申请市级重点专科验收。

三是聚力联合协作,助力高质发展。积极推进与各大名院的医联体建设,县中两院与川渝知名三甲医院四川省人民医院、达州市中心医院等建立远程会诊平台、建立上派跟学制度和专家派驻机制,促进县中两院医疗服务质量大幅度提升。

二、聚焦资源下沉,打造县域医疗卫生"中心圈"

(一) 加强县域医疗卫生次中心建设

依托任市、回龙医合体(将片区内多个乡镇卫生院组成"医合体"),打造两个集医疗、科研、教学、预防为一体的县域医疗卫生次中心(以下简称次中心)。

一是创新多方投入模式。争取政府中央专项资金、债券资金、省级次中心专项资金约 2.2 亿元,实施任市镇次中心二期工程、回龙镇综合大楼建设。

二是科学规划学科建设。按照二级综合医院规范对次中心科室进行规划设计,完善功能科室布局,将急诊科、肾病科、精神病科等作为重点科室建设。县政府投入 1 800 余万元为两个次中心新购置 CT、DR、彩超、胃镜机器,全自动生化分析仪、急救型救护车、核酸检测车等医疗设备,确保次中心能完全承担区域医疗救治中心功能。

三是强化人才队伍建设。重点培养次中心紧缺的临床、药学、麻醉、影像及公共卫生等专业人才和领军人才。每年选送 5~10 名业务骨干到省、市三甲医院进修学习。实施差异化卫生人才培养计划,次中心建设单位职工每年学历层次提升不低于 15%。截至 2022 年底,两个次中心拥有中级职称以上专业技术人员 84 人,其中正高级 3 人、副高级 17 人。

(二)发挥县域医疗卫生次中心的服务效能

一是提升了基层医疗服务能力。通过次中心建设,两家原乡镇卫生院医疗服务能力较创建前有了质的提升,对周边地区的辐射能力进一步增强,完成了患者从"被虹吸"到主动"虹吸"的大逆转。医疗收入综合提高 30% 以上,基层首诊率提高 10% 以上,医疗机构的影响力更大。

二是增强了区域联动性。充分发挥次中心在区域内的枢纽作用,往上与县中两院的合作更加紧密,往下切实履行次中心"五大中心"职责,统筹带动周边乡镇卫生院医疗业务、公共卫生服务、医防融合等工作上新台阶。

三是增强了群众认同感。各级医疗机构牢固树立"以人民为中心"的服务理念,结合"群众最不满意十件事"开展专项整治,市、县两级人大医疗服务专项监督,扎实开展"群众就医体验大提升行动"。同时利用次中心的资源优势为周边群众提供更加优质便捷的医疗服务,切实减轻群众就医负担。

三、聚焦板块重塑,打造县域医疗卫生"共享圈"

(一)组建片区医合体,探索基层机构管理新机制

按照最新医疗资源布局,开江县组建 5 个医合体,按照新模式管理、新机制运行。

一是建立设施共享新机制。统一整合使用医合体单位医疗设备,在医合体内统筹构建区域影像中心、区域心电诊断中心、区域检验中心,实现医合体内资源共享,解决分院检查能力不足的问题,最终实现区域医疗检测一体化。

二是建立内部管理新机制。按照"四统一"模式管理。医合体实行一套班子领导,各分院设院长1名,负责分院日常管理。建立统一的内部管理制度、财务管理制度、绩效考核分配制度。绩效考核重点向一线、关键岗位、业务骨干倾斜,合理拉开收入差距。

三是建立人才使用新机制。建立编制池,实行"县招乡用、岗编分离",以县级医疗机构为招聘单位统一招聘,引进人才合理分配至医合体,将"医院人"变成"系统人",确保人才"引得进、留得住、用得活、干得好"。组建"优质医疗+公共卫生"两大服务团队和建立巡回坐诊制度。

四是建立医药保障新机制。医合体内实行"总额预算、结余留用、合理超支分担"总额预算模式。平稳推进省级药品和医用耗材集中采购,统一医合体内用药目录,推进医疗服务价格更新。

(二)基于片区医合体,着力解决基层卫生发展难题

一是实施"三合三新",着力破解基层机构小弱散问题。①"合"出新队伍。将原有20家基层医疗卫生机构整合为12家,194家村卫生室整合为123家,增加1家社区卫生服务中心。②"合"出新活力。将医合体内专业技术人员有效整合,促进了管理方式优化升级,医合体单位焕发出新活力。③"合"出新形象。基层医疗卫生机构业务能力和服务水平极大提升,重塑了新形象。

二是实施"三带三心",着力破解基层人才队伍留不住问题。①强带弱稳人心。医合体内注重和谐稳定,业务能力强的乡镇卫生院带动发展较弱的乡镇卫生院,极大程度增强了基层医务人员的稳定性。②老带新留人心。注重传承创新,老同志传帮带,新同志积极学,努力让更多专业技术人员扎根基层。③盈带亏暖人心。医合体内不论盈或亏,一律实行同工同酬,科学合理制定绩效分配机制,让职工充满工作热情。

三是实现"四增四减",着力破解群众满意度不高问题。通过改革,基层医疗卫生机构初步实现了专业技术人员增加7%、后勤人员减少25%,总就诊人次增加19%、外流患者减少6%,医疗总收入增加9%、人均门诊医疗费用减少12%,人均住院医疗费用减少5.3%、群众满意度增加23%的良好效果,群众满意度不断提升,病患投诉逐步减少。

四、聚焦村卫阵地,打造县域医疗卫生"覆盖圈"

为切实解决农民"小病不出村"和公共卫生服务问题,开江县特别注重加强村卫生室建设,不断夯实基层医疗卫生基础。

一是"一调整"做强村卫生室阵地。从优化点位布局、完善人员配备、完善配套设施、提升服务能力、明确待遇保障、强化管理路径、强化执业监管、规范信息化建设等方面,不断优化村卫生室资源配置,持续提升服务质量。出台《优化村卫生室布局工作方案》,将全县原有的194个村卫生室调整为125个村卫生室和37个社区卫生服务站,实现数量减少、质量提升。

二是"一政策"加强乡村医生队伍。为更好地促进村卫生室业务发展,将村卫生室逐步纳入医保定点机构管理,免费接入医保报销系统,方便居民就近就医报销。为切实提高村医待遇,2022年出台《开江县乡村医生退出保障补助实施方案》,建立乡村医生养老保障机制,为乡村医生队伍壮大提供了有力保障。建立乡村医生培训制度,通过临床进修、集中培训、对口帮扶、强化学历教育等方式,鼓励乡村医生向执业(助理)医师转化。

三是"一管理"提升村级卫生服务。建立乡镇卫生院管理村卫生室制度,通过规范管理行为,督促村卫生室有效承担起与其功能相适应的基本医疗和基本公共卫生服务工作。加强医德医风建设,督促乡村医生严格遵守医务人员医德规范和医疗机构从业人员行为规范,提升乡村医生服务质量。

第三部分

服务能力提升

采取"六强化三结合"举措
保障"优质服务基层行"活动效果

江苏省

2022 年，江苏省根据国家"优质服务基层行"活动总体工作部署，超前谋划、编制新版标准指南、加大激励考核力度，全面提升基层医疗卫生机构参与评选的积极性，参评率达 100%，达到服务能力基本标准和推荐标准的占比分别达 37.8% 和 79.2%。

一、做好"六个强化"，推动"优质服务基层行"活动的顺利开展

一是强化思想认识。将开展"优质服务基层行"活动和社区医院建设，纳入江苏省乡村振兴战略实施、真抓实干激励、基层卫生高质量发展等相关考核评价范围。国家将"优质服务基层行"活动开展情况作为基本药物制度补助项目资金按绩效分配的重要依据，江苏省也同步作为省级以上补助资金差别化绩效分配重点评价指标。

二是强化目标管理。2022 年初，确定"优质服务基层行"活动的年度目标，医疗卫生机构分类代码为 B/C 的乡镇卫生院和社区卫生服务中心参与率力争达到 100%，达到服务能力推荐标准的乡镇卫生院和社区卫生服务中心比例提高到 26% 以上，达到服务能力基本标准的比例提高到 70% 以上。各设区市建立分类达标的重点建设单位清单制，对列为拟达到国家推荐标准的建设单位和自评估达不到基本标准的基层医疗卫生机构，按照"一院一策"制定持续改进的实施方案，实行重点扶

持、跟踪管理。

三是强化持续改进。严格对照国家新修订的《乡镇卫生院服务能力标准（2022 版）》和《社区卫生服务中心服务能力标准（2022 版）》，组织辖区内所有基层医疗卫生机构对标找差、持续改进，不断提高整体综合服务管理水平。对已达到国家基本标准或推荐标准的基层医疗卫生机构，要按照国家新版标准开展自评，持续推动补短板、强弱项，提高达到"A"类标准的比例。

四是强化安全管理。各地牢固树立依法执业、安全服务理念，压实行业主管、基层医疗卫生机构和个人三方责任，按照相关规定要求开展感染控制、消防、医保资金使用、网络信息等安全风险隐患排查，对发现的问题及时整改到位，坚决避免各类安全事故发生。

五是强化质量控制。针对近三年专家实际能力与水平，分专业领域调整优化各地专家队伍，常态化开展建设标准的培训和精准指导，重点是医疗护理安全质量持续改进。加快构建省、市、县基层医疗卫生机构医疗质量安全组织体系，围绕感控、临床、病历、护理等重点领域，组建和培训基层医疗质量安全管理队伍，开展基层医疗卫生机构重点领域技术规范、依法执业的培训和督查，严格规范落实基层预诊分诊和首诊负责制，推动医疗护理等质量管理核心制度有效落实。

六是强化序时完成。转发《关于深入开展"优质服务基层行"活动和社区医院建设的通知》（国卫办基层函〔2022〕183 号），明确和细化年度"优质服务基层行"活动重点举措和序时推进的时间节点。要求各地严格按照序时进度执行，并在每个时间节点通报各设区市进度。

二、做好"六个保障"，营造"优质服务基层行"活动的良好环境

一是建立激励机制，保障活动开展的积极性。将"优质服务基层行"活动具体目标任务分解纳入各级卫生健康委对基层医疗卫生机构的目标考核或绩效考核指标体系之中，强化基层医疗卫生机构的能力提升和持续改进。以设区市、县（市、区）为单位，按照辖区基层医疗卫生机

构基本标准、推荐标准达标率进行全省通报排名。对"优质服务基层行"活动总体实施效果突出、实现服务能力整体快速提升的县(市、区),作为省真抓实干、县域医共体建设发展水平、高质量发展和实施基本药物补助资金的评价依据。对达到推荐标准的基层医疗卫生机构提高人员配备、价格、医保额度等标准,并在骨干人才遴选、高级岗位配比、评优评先、参评社区医院和二级医院等方面予以倾斜。

二是实现三个结合,保障活动开展的协同性。①与城乡统筹推进社区医院建设相结合。明确达到服务能力推荐标准的基层医疗卫生机构是社区医院评定的先置条件。②与农村区域医疗卫生中心建设相结合。明确要求农村区域医疗卫生中心按照县医院医疗服务能力基本标准进行建设,同时要对照《乡镇卫生院服务能力标准(2022年版)》提升综合防治能力。③与强基层相关政策相结合。江苏省八部门联合印发《江苏省卫生人才强基工程实施方案(2019—2023年)》,明确了"县管乡用""公益一类保障、公益二类分配"等27条支持性政策。通过有效政策支持,为"优质服务基层行"活动营造良好环境。同时,各设区市要按照《关于印发〈江苏省村卫生室服务能力建设标准(2021版)〉的通知》(苏卫基层〔2021〕6号)要求,深入推进村卫生室服务能力建设和评价工作,年内确保新增甲级村卫生室200个。

三是制定能力评价指南,保障活动开展的目标性。组织专家对前期活动过程中普遍存在的问题进行梳理,严格对照国家新修订的《乡镇卫生院服务能力标准(2022版)》和《社区卫生服务中心服务能力标准(2022版)》,紧密结合基层工作需要,在全国率先逐条修订完善新的评估标准及条款的解读,形成《江苏省乡镇卫生院服务能力评价指南(2022版)》《江苏省社区卫生服务中心服务能力评价指南(2022版)》,并及时下发全省各地和所有基层医疗卫生机构,分领域进行条款内容的统一解读,重点指导"做什么、怎么做"。

四是规范专家指导,保障活动开展的技术性。进一步规范推荐标准线上复核要求,按照随机分配原则,随机为专家分配申报待复核机构;同时采取回避制度,专家不复核自己所属机构。依据相关要求,将专家共分为7个组别,依据每组专家的专业和分组定位,分配相应的条款,并严格遵照国家和省统一复核标准执行。每一个降级条款,都必须在备注里写明降级原因,供基层医疗卫生机构追溯原因,以便后期持续改进。在复核中出现有争议的降级情况时,同组专家需协商后决定。对没有确切证据把握的,需提交省系统管理员与基层医疗卫生机构及时核实清楚。基层医疗卫生机构对于专家复核结果有异议且提出复核申诉的,由省系统管理员统一汇总后,省组织专家进行重新复核和评定。专家组工作要严格遵守中央八项规定,不得徇私舞弊,对评判结果负责,经得起纪检监察复核。

五是做实基层感控,保障活动开展的安全性。2022 年,各地结合疫情防控,补齐基层疫情防控措施和能力短板,加强医疗安全质量服务规范培训和执行,强化医疗护理质量的持续改进,推动医疗护理等质量管理核心制度落实,确保患者安全。省级成立基层医疗卫生机构医疗质量控制中心,推动建立基层医疗质量控制体系覆盖到县(市、区),开展基层医疗卫生机构重点领域技术规范和依法执业培训。加快构建省、市、县基层医疗卫生机构医疗质量控制组织体系,围绕感控、临床、病历、护理等重点领域,组建和培训基层医疗质量安全管理队伍,开展基层医疗卫生机构重点领域技术规范、依法执业的培训和督查,严格规范落实基层预诊分诊和首诊负责制,推动医疗护理等质量管理核心制度有效落实,确保患者和医务人员安全。

六是强化责任落实,保障活动开展的顺利性。各级卫生健康行政部门和基层医疗卫生机构细化责任分工,分项明确材料数据收集整理责任人,对报送材料和数据的真实性全面负责,确保评价结果真实客观反映情况。各设区市加强申报单位材料数据质量全程管控,严格规范材料审核和复核评估程序,重点强化基层医疗卫生机构服务能力达到国家基本标准复核的质量控制,提高现场复核评价一致性,对发现有弄虚作假等不实情形的单位实行一票否决或暂缓评定。建立市级专家现场和线上材料复核责任制,对复核结果一致性较差的审核专家及时进行更换调整。

加强县域医疗卫生次中心建设
构建县域医共体梯次带动发展模式

贵州省

为解决基层医疗卫生机构单体规模小、服务能力弱,县域医共体牵头医院一带多、辐射带动难、运行效率低,人民群众看病难、看病远等问题,贵州省整合县域医疗卫生资源,依托中心乡镇卫生院建成 50 个县域医疗卫生次中心,使其达到二级综合医院水平,发挥其对一般乡镇卫生院的辐射带动作用。

一、主要做法

(一)高位推动、强化县域医疗卫生次中心统筹规划,夯实责任共同体

一是省级统一规划。 2021 年,省政府召开全省卫生健康高质量发展大会,提出了"十四五"期间全省要建设 100 个县域医疗卫生次中心。2022 年年初,省政府工作报告将"建设 50 个县域医疗卫生次中心"作为"十件民生实事"之一,明确省级财政补助每一个县域医疗卫生次中心 500 万元,用于科室设置、医疗设备配置和人才队伍建设等。省卫生健康委对全省建设 100 个县域医疗卫生次中心进行了统一规划,并制定了《贵州省县域医疗卫生次中心建设指南(试行)》,明确建设标准和规范。

二是市级统筹协调。 市级卫生健康部门建立了县域医疗卫生次中

心遴选、申报、验收工作机制，制定县域医疗卫生次中心区域布局图，合理建设选址，建立定期督促工作机制，明确专人负责统筹协调，指导县级建设单位高质量推进县域医疗卫生次中心建设。同时，抽调医务、护理、临床、财务等专业人员组建验收专家组，明确标准，严格开展县域医疗卫生次中心评估验收工作。

三是县级主体建设。县级政府牵头制定县域医疗卫生次中心建设实施方案，成立以党委、政府主导并牵头的县域医共体建设领导小组，落实县域医疗卫生次中心建设主体责任，实行"一县一策"，因地制宜开展建设。截至 2022 年 11 月，全省第一批 50 个县域医疗卫生次中心已全部建设完成。

（二）梯次带动、找准县域医疗卫生次中心建设路径，激活利益共同体

一是县级医院牵头主推。按照"县级公立医院—县域医疗卫生次中心——一般卫生院—中心村卫生室—行政村卫生室"的梯次带动发展模式，由县级医院牵头整合县域内医疗资源，搭建紧密型县域医共体。医共体牵头医院充分利用全省已建成的影像、心电、病理诊断、医学检验等远程共享中心，与县域医疗卫生次中心联合共建影像诊断、病理诊断、消毒供应室等科室，创新"基层检查、上级诊断、区域互认"的模式，节约基层运行成本，促进诊断标准化。同时，牵头医院通过人员定期派驻、加大人员招聘力度、统筹编制使用等途径，配强县域医疗卫生次中心各科室护理、医师、公共卫生、中医类等人才，配齐医学检验、影像、药剂等医技科室人员。

二是中心医院承上启下。按照统一规划和二级综合医院标准，实行"一中心一方案"开展建设，在原有乡镇卫生院基础上打造成为向上联系医共体牵头医院、向下服务一般乡镇卫生院的县域医疗卫生次中心。县域医疗卫生次中心结合专科发展、区域医疗需求、功能定位等情况，合理增设临床科室，打造特色专科，配置与诊疗科目相匹配的医疗设备和人员，拓展新项目、新技术。至少配置直接数字化 X 线摄影系统（DR）、彩色 B 超机、心电图机、全自动生化分析仪、全自动化学发光仪、

血凝仪、麻醉机、呼吸机、除颤仪、救护车等设备。人员配置基本符合二级综合医院建设标准,专业技术人员占比达 80%。

三是辐射带动一般卫生院和村卫生室。县域医疗卫生次中心负责辐射带动周边一般卫生院和村卫生室的发展,向居民提供常见病、多发病的诊疗及康复、护理服务以及急危重症、疑难病症的急诊急救及转诊服务,能够开展二级常规手术操作项目,负责指导片区内各基层医疗卫生机构实施国家基本药物制度和各项药事管理工作,牵头建立片区内医疗机构的统一药品采购目录和供应保障机制,特别是对村卫生室的药品实行统一管理、统一采购配送、统一支付货款,确保村卫生室的药品供应有保障。

(三)县域联动、发挥县域医疗卫生次中心服务作用,打造服务共同体

一是提高服务能力。县域医疗卫生次中心按照二级综合医院服务能力标准,设置 99 床及以下、100~199 床、200~499 床等 3 种床位规模,打破了乡镇卫生院床位设置规模不超过 99 张床位的瓶颈,破解基层医疗卫生机构单体规模小、设备设施匮乏、服务能力弱,先天发展不足等方面的短板弱项。建成后的县域医疗卫生次中心依据服务人口的不同,年门急诊量均在 2 万人次以上,年入院量在 0.15 万人次以上,基层医疗卫生服务能力及资源有效利用率明显提高。

二是拓展服务范围。县域医疗卫生次中心在综合考虑区域位置、人口分布、交通便利等基础上,打破医疗卫生资源的行政区划限制,突破乡镇原有医疗卫生资源布局,服务范围向周边乡镇和毗邻县乡镇拓展,服务辐射人口 5 万以上。

三是扩大服务病种。鼓励通过加强基层卫生人才培训、专家下沉基层"传帮带"、基层卫生人员"跟班学"等方式帮助基层获得更多的新项目、新技术。建成后的县域医疗卫生次中心能够识别和初步诊治的常见病病种数不少于 100 种,年内收治住院病种数不少于 60 种,开展手术病种数不少于 10 种,推进与县级同质服务,满足群众需求。

（四）创新驱动、提高县域医疗卫生次中心运行水平，落实管理共同体

一是创新信息化管理。按照国家相关要求，以基层医疗卫生机构管理信息系统建设为核心，整合县域医疗卫生次中心主要业务及管理流程，实现医疗健康服务数字化、规范化、智慧化服务管理，配合医共体牵头医院统一相关信息化建设，建立医防融合的县域医疗卫生次中心信息化管理应用支撑体系。落实居民电子健康档案、电子病历的连续记录和动态管理，逐步实现医疗服务、基本公共卫生服务、妇幼健康服务、医疗保障服务和综合管理信息系统的数据共享。

二是创新标准化管理。县域医疗卫生次中心与医共体牵头医院的内部技术规范、质量控制、环境卫生、医疗废物等执行统一标准，县域医疗卫生次中心负责周边 3~5 个一般卫生院（社区卫生服务机构）的技术指导和帮扶工作，承担区域内基本公共卫生服务考核和指导，逐步打造成为县域片区医疗救治中心、医疗急救中心、人才培训中心、技术指导中心、公共卫生指导中心。

三是创新规范化管理。发挥医共体牵头医院的管理优势，县域医疗卫生次中心与医共体牵头医院在行政、人员、业务、药械、财务、绩效方面实行"六统一"规范化管理，保障了县域医疗卫生次中心的可持续发展，既提升了片区基层医疗卫生服务能力，又逐步减轻医共体牵头医院服务辐射带动压力，让基层群众真正享受到医疗卫生改革带来的红利。

二、改革成效

贵州省初步建立了"县级公立医院—县域医疗卫生次中心（中心乡镇卫生院）—一般卫生院—村卫生室"梯次带动的紧密型县域医共体建设模式。通过创新实践，基层医疗服务能力得到了明显提升，分级诊疗格局逐渐构建，基本医疗保障的公平性、可及性明显增强，让人民群众真正享受到医药卫生体制改革带来的更多红利。

一是大幅提升基层医疗服务能力。50个县域医疗卫生次中心全部能开展二级及以上手术,其中26个能开展三四级手术;卫生技术人员增加1 040名、业务科室增加430个、新项目新技术增加296项,住院人次同比2021年提高36个百分点。

二是大幅提升医务人员积极性。50个县域医疗卫生次中心医疗总收入同比2021年提高23个百分点,其中达到1 000万元、2 000万元、3 000万元的占比分别为52%、22%和8%;医务人员年人均收入达8.1万元。

三是大幅提升农村群众就医获得感。2022年,县域医疗卫生次中心门急诊和住院服务386万人次,其中就近看病群众增加55万人次,为群众减轻医疗负担1.1亿元,老百姓在家门口就能享受到县医院的服务水平。

医疗集团托管
探索基层能力提升和持续发展的新路径

广西壮族自治区南宁市

针对部分卫生院服务能力弱、运行困难、人员流失等问题，南宁市第二人民医院医疗集团（以下简称"医疗集团"）以托管江南区延安镇卫生院为试点，通过以输出管理为基础、以提升技术为关键的精准帮扶，投入不大但"打痛点、使巧劲"，"四两拨千斤"带动乡镇卫生院生存发展、提升基层医疗服务能力，创新打造出"低投入、惠民生、可复制"的模式。

一、改革举措

（一）"乘"深化医改之势，勾勒发展新路径

医疗集团牵头医院是全国建立健全现代医院管理制度试点医院，通过明确内部各级医疗机构的功能定位，推行人、财、物统一管理，推行质量管理一体化、医疗服务均等化，勾勒出以现代管理带动成员单位高质量发展的新路径，助推江南片区医疗卫生服务整体提质增效。延安镇卫生院"乘"医改之势加入医疗集团，得到先进医院的管理、品牌影响力与适宜技术下沉的帮扶，勾勒出扭亏为盈、持续发展的新路径。

（二）"除"基层发展之碍，激发发展新动能

针对大部分卫生院存在的"资金荒、设备荒、人才荒、技术荒、业务荒"的"五荒痛点"难题，医疗集团转变建设思路，打破过去以资金和设

备投入为主的"输血"模式,转变为以管理和技术输出为主的"造血"模式,创新开展"三改五扶"。

三改包括:①改运行机制。医疗集团对延安镇卫生院在行政管理、业务管理、人员招聘、绩效考核、职称评聘、药品耗材等方面实行统一管理。②改绩效管理。2021年初,制定延安镇卫生院临床科主任绩效考核标准,量化科主任任免考核指标,发挥科主任的带头作用。通过优化岗位设置,裁减中层干部6人,选拔一批青年医务人员加入。③改人才队伍。统一招聘,以医疗集团名义统一招聘人才,拓宽卫生院人员招聘渠道,解决基层招人难问题;统一职称评审,医疗集团统一进行副高级职称自主评审,解决基层骨干晋升难问题;拓宽人才培养途径,通过"下沉、上派、外挂"方式,拓宽人才培养维度。

五扶,即扶管理、扶人才、扶项目、扶技术、扶发展。针对延安镇卫生院缺设备、缺技术、缺管理的现状,医疗集团为卫生院划拨所需设备,包括心电监护仪4台、胎心监护仪1台、头戴式显微镜1台等,帮助卫生院建章立制,提升卫生院的管理水平。通过上述"扶人才"手段,卫生院有处方权的临床医生由原来的3人增至13人,有4人通过医疗集团评审、获得副高级职称。医疗集团采取"集中资源、适宜技术、优选专家"帮扶,帮助卫生院开展新项目新技术,并定点派驻医疗技术全面和兼具管理才能的"复合型人才",改变卫生院"大而全"现状,解决资源不足和浪费并存的问题,促进卫生院的可持续发展。

(三)"加"资源共享之利,建立发展新机制

一是加强党建互联。医疗集团与延安镇卫生院开展党建互联、支部互联、文化共建活动,以"常态化"共建支部和"季度性"共建支部相结合的方式,通过理论联学、结对联建、党员联育、支部联合,实施党建与业务相结合,助推成员单位从"联体"向"连心"转变。医疗集团在对卫生院的党建互联中,行政二支部持续帮扶提升管理能力,各临床党支部帮扶解决需要开展的新技术新业务,已协助卫生院增设口腔科、慢性病科,开展根管治疗、无痛胃镜检查等多项新技术。

二是加强技术帮扶。医疗集团内部资源整体调控使用,实现"分级

帮、多帮一",实行三级医院帮二级医院,二级医院帮一级医院的梯度帮扶模式。对沙井镇卫生院则不但"分级帮"还"多帮一",医疗集团多家成员单位都组团式帮扶,共同支持一家卫生院,既精准帮扶,减轻医院负担,又在短期内快速提升卫生院的管理、技术能力。

三是加强统一管理。延安镇卫生院加入医疗集团前是自行用高压锅消毒,加入后卫生院的消毒供应业务由医疗集团一体化管理。同时,医疗集团三甲医院的 CT、MRI 等先进设备资源以及通过 ISO 15189 质量体系认证的实验室检验资源共享给各成员单位,卫生院的检验检查直接上传给牵头医院,由上级专家直接反馈结果,实现了"基层诊断、上级检查"。

四是加强远程医疗。延安镇人口较少,常住人口 1.7 万,卫生院临床业务量小,不足以支撑设置影像、心电诊断科室,通过医疗集团远程诊断系统完成,降低卫生院运行成本。2021 年,远程会诊 235 例、远程心电诊断 2 378 例、远程影像诊断 1 763 例。

(四)"减"群众就医负担,赢得群众好口碑

一是减轻群众"看病贵"。医疗集团依托信息化智能平台,为市民提供在线咨询服务,推进检查检验结果互认,使市民在乡镇、社区就可以享受到三甲医院服务。而且由延安镇卫生院上传到医疗集团的检验检查项目,都是按照卫生院的收费标准,减轻了群众就医负担。

二是减轻群众"看病难"。医疗集团优化内部看病流程,对卫生院上转的急危重症、疑难杂症患者开启绿色通道,为群众提供方便、连续的就诊服务。对常见疾病而卫生院尚不能开展的诊疗,由医疗集团安排专家驻点开展,一方面满足群众就近看病的需求,另一方面带教卫生院医务人员。自 2021 年 7 月以来,帮扶延安镇卫生院开展无痛胃镜检查 162 例。

二、改革成效

延安镇卫生院加入医疗集团前,设备缺乏、技术薄弱、人员离职、持

续亏损,负债 500 余万元,靠不断借款才能勉强维持。2020 年 12 月江南区政府将延安镇卫生院交给医疗集团托管后,通过精准帮扶,卫生院技术提升,基层患者愿意留在卫生院治疗,业务高速增长;通过三级医院下沉管理和加强质控,平均住院日、次均费用、抗生素使用等指标持续改善,人员收入合理增长,队伍稳定,延安镇卫生院偿还了欠债,实现多方共赢。

(一) 低投入"造血"模式帮扶卫生院改善运行

延安镇卫生院加入医疗集团以后,医疗集团牵头医院投入卫生院资金 32.1 万元,加上调拨部分设备及承担驻点人员的薪酬,牵头医院负担不大。但是医疗集团通过对卫生院输出管理、技术、项目等,使卫生院运营由原来的亏损负债转变为结余。2021 年,卫生院门诊人次数同比增加 11%,住院人次数同比增加 150%,平均住院日同比下降 23%,门诊次均费用同比下降 2.7%,住院次均费用同比下降 34.6%。

(二) 高效率的"造血"模式促进卫生院可持续发展

医疗集团通过建立对延安镇卫生院技术支持的帮扶机制,提升了延安镇卫生院的业务水平,通过牵头医院管理人员下沉、卫生院重组年轻管理团队,提升了延安镇卫生院的管理能力。2022 年,医疗集团驻点人员全部撤离延安镇卫生院,由延安镇卫生院实行自我管理,业务量并没有出现下降,诊疗人次、医疗收入等指标基本持平。医疗集团的"造血"模式促使卫生院平稳、持续发展。

谱急救新篇　铸强基先锋
全面推进县乡村一体化
急救服务扩面提质

浙江省湖州市长兴县

　　近年来,浙江省湖州市长兴县始终坚持以人民健康为中心,高位推进紧密型县域医共体建设,创新整合县域急诊急救资源,通过科学架构区域急救组织、保障急救体系高效运行、确保急救患者连贯救治等举措,高质量建设"同质化、规范化、信息化"的县乡村一体化医疗急救服务体系,实现居民享受全生命周期的优质急救服务。

一、主要做法

(一)构建"一个体系",打造整合型急救新模式

　　一是院前急救体系"一张网"。立足县、乡、村三级健康网基础,持续迭代升级院前急救调度指挥平台。毗邻县域医共体总院(县人民医院)独立建设急救中心,整合医共体急诊急救资源,组建急救中心管理团队,全面推进县域急救医生、救护车司机、接线员"一家人"管理,急救站点、急救资源、救护车辆"一盘棋"运作,院前急救、急诊科、院内多学科"一张网"救治。同时,以县人民医院和浙大二院医联体为载体,加盟"中国空中急救联盟",建立永久性直升机平台并投入使用,与浙大二院总院共同构建城市"陆空立体急救网络",已经成功转运19次危重患者。

　　二是院前急救站点"全覆盖"。紧盯"一个乡镇、一个院前急救站点、一辆救护车"的目标任务,科学规划院前医疗急救网络布局,县域急救

点达 16 个,救护车 26 辆(其中负压救护车 12 辆),率先实现乡镇院前急救站点全覆盖,90% 以上的区域服务半径缩短到 5~8 公里,院前急救反应时间为 9 分钟。2022 年全年"云急救"综合质控指标(集成调度、出车、医疗)位列全省第一。新冠医疗救治期间,发挥镇村、社会力量,新增 120 接线员 4 人、驾驶员 15 人、急救医生 30 人,在每个村居新增 2 辆社会化转运车辆和 4 名社会志愿者,院前急救单日最高峰是日均 4 倍以上,始终保持急救反应时间 10 分钟以下,有力保障县域医疗救治工作平稳渡峰。

(二) 建设"两个阵地",营造"人人会急救"的良好环境

一是建稳"急危重症"主阵地。整合医共体集团总院各优势学科,建成县级急诊急救大平台,优化救治要素配置,集约急诊内、外、儿科等临床科室和急诊影像、检验、药房等医技科室,特别是加大急诊重症监护室的设立,重症床位占总床位数的比例达 8% 以上,新增骨髓腔穿刺输液、ECMO 治疗等技术,形成了集院前、急诊科、急诊重症监护以及院内多个学科为一体的"急危重症"主阵地,确保院前院内的诊疗救治无缝衔接。

二是建实"救在身边"微阵地。营造"人人想救、人人敢救、人人会救、人人能救"的社会急救服务氛围,统筹多方资源,配置 140 台 AED(自动体外除颤仪)设备,构建"医共体集团—急救中心—红十字会—微网格"公众急救圈,大力开展心肺复苏术、AED 应用等急救技能培训。推进专业急救向景区、商场、学校等场所延伸,覆盖公安民警、消防救援人员、公共交通工作人员等重点人群,有效提升全人群自救互救能力,缩短急救患者"空窗期",为院前急救和入院治疗赢得时间。截至 2022 年底,普及公众急救培训 16.92 万人次,覆盖率达 25.11%,其中红十字持证救护员 2.25 万人。

(三) 围绕"两个全面",推进数智急救协同发力

一是急救信息系统"全面优化"。以提升区域互联互通标准化成熟度为驱动,升级院前医疗急救调度系统,通过整合 AED 分布地图及电池

电量监测系统、SOS 家庭"一键呼救"等系统,联动与县急救中心互联互通,实现急救呼叫定位、志愿者急救服务、AED 导航、居民健康档案与院前医疗急救调度系统智能交互,为危重患者赢得黄金抢救时间。

二是数字急救能效"全面升级"。 创新推进"上车即入院",通过整合 120 云急救调度、5G 实时远程会诊等平台,自动抓取交通路况,优化调派、转运、交接方案,将车载心电监护仪参数、车载视频及患者电子健康档案等数据实时传输至院内抢救大厅,实现患者基本信息、生命体征、车辆轨迹等信息无缝传输,形成"急救现场—救护车—医院"连续、实时、多方协作的救治闭环。

二、取得成效

(一)急救体系整合提优

均衡优化院前急救体系,率先构建乡镇全覆盖、陆空一体化、院前一站式的急救体系,建成县级急诊急救大平台,医共体急救合力得到进一步加强,尤其是镇村医护人员通过培训和实战操作,个人急救能力得到显著提升,形成了"县级强"到"县域强"的发展格局,急救反应时间缩短至 9 分钟,95% 以上急危重症在县域内确定性治疗,危重新生儿和孕产妇安全转运率 100%。

(二)急诊能力跨越提升

全力配强急救医疗资源,从"优流程"向"提时效""一体化"升级,建成国家标准版胸痛中心、国家示范卒中中心、国家级创伤中心等五大急危重症救治中心,延伸基层分院强化急诊急救单元建设,24 小时开放急诊服务,建成标准版胸痛单元 3 个,有力提升危重症患者抢救时效性。例如,和平镇卫生院急诊接诊能力由 2021 年的 2.48 万人次提升至 2022年的 2.74 万人次,急危重症患者抢救成功率提升至 80%,病床使用率达95% 以上,其中骨外科、康复医学科、呼吸科等学科技术能力达到二级医院水平。

（三）健康网底升级提档

持续推进优质医疗资源扩容和均衡布局，全面深化"优质服务基层行"活动，打造 15 分钟优质医疗服务圈，实现 16 家乡镇卫生院 / 社区卫生服务中心国家基本标准全覆盖，其中 69% 达到推荐标准，位列全市第一、全省领先。基层就诊人次增幅已连续 6 年超过县级，2022 年基层就诊率达 72%，一、二类手术开展率达到 100%，群众基层首诊意愿稳步提升。

（四）健康水平普惠共享

强化急救服务关口前移，需求侧产出持续改善，人均期望寿命提高至 82.83 岁，连续 9 年孕产妇死亡率零发生、5 岁以下婴幼儿死亡率低于 5‰，主要健康指标优于中高收入国家平均水平。推进"未来社区""未来乡村"健康场景应用，迭代升级"互联网 + 医疗健康""最小急救单元"新服务，群众就医体验感、获得感、满意度明显提高。

创新推行"两码一票 + 人脸识别"应用
打造便民惠民的智慧医疗新模式

山东省临沂市沂水县

沂水县以深化医改、提高群众满意度为总抓手,运用大数据技术手段,充分研判发展需求,深入推进"互联网 + 医疗健康"服务,打造以电子健康卡为基础、以"一票两码"为主线,整合市、县、乡、村四级医疗资源,覆盖医、防、管多场景的区域便民惠民服务平台,极大方便了群众看病就医,构建起更加优质完备的全员健康服务体系。

一、强力推行"两码一票",打造便捷高效的就医环境

为解决群众就医"一院一卡、重复发卡、互不通用",以及挂号、就诊、缴费、取药等每一步骤都需到窗口排队的问题,国家卫生健康委、医保局、财政部分别推出了电子健康卡(码)、电子医保凭证(码)、医疗电子票据,方便群众就医。但三项功能均独立运行,群众就医时还需在不同场景打开不同应用 app 或小程序,基层群众特别是文化程度不高、使用手机不熟练、老年人、残疾人等群体,在使用时仍不方便。

针对这一问题,沂水县强力推进"两码一票"系统建设应用,由县卫生健康局发起,联合县医保局、县财政局,将 3 个部门独立运行的三项业务入口集成到同一个微信公众号页面上,让群众就医只需携带一部手机,扫描一个二维码,就能方便地找到所需电子应用码。在这一页面,点击出示电子健康码,即可实现就医预约挂号或现场挂号、自动分科有序就诊、就诊科室现场缴费和医保报销、诊间结算自动排序取药,让信

息数据代替群众排队。

"一票两码"开通后,患者从开方到缴费的时间明显缩短,由 2021 年同期的 10.43 分钟缩短到 2022 年的 6.35 分钟,整体就诊时间由 31.78 分钟缩短到 20.57 分钟。就诊缴费时,如需医保报销,只需要在同一页面点击出示电子医保码,即可完成结算报销,群众只需支付自费金额。非就医期间,也可在线办理医保查询等所有医保业务。缴费完成的同时,系统将相关数据向财政税务部门进行实时推送,并及时开具电子票据,实现群众可通过公众号票据入口即时获取效力与原纸质发票同等效力的医疗收费电子票据,同时线上保存,可供群众随时查看。

截至 2022 年底,全县共改造门诊收费系统、结算系统、发药系统等医疗信息相关软件系统 78 个,"两码一票"在 564 家村(社区)卫生室、21 家乡镇卫生院及其分院、妇计中心、结防所、县医院等上线运行,就诊使用率达 30.83%。

二、推广应用"人脸识别",打造无障碍就医服务

许多老年人、残疾人等特殊群体,还有一些农村群众,尤其是独自到医院就医时,经常出现没有智能手机、不会使用智能手机、忘记携带身份证等情况,导致就医困难。

为破解这一难题,沂水县整合技术资源、创新应用模式,推出"刷脸就医"新模式。该技术主要是运用人脸识别技术,在患者就诊、开方、缴费等环节实现了电子健康卡、电子医保卡的"人卡合一",刷脸即可办理所有就医业务。通过精准的人脸识别,彻底解决了老年人等特殊人群不会使用智能手机导致看病难的问题,实现对重点特殊群体的便捷就医全覆盖,让老年人、贫困户等没有智能手机的群体也充分享受到"互联网＋医疗"智能就医新模式。同时,医生在获取患者个人信息时,通过人脸识别就能调取患者信息,省去了手工录入姓名、身份证号等信息的时间,同时也避免了信息录错、数据有误的情况,真正跨越数字鸿沟,让群众就医更方便、医生问诊不麻烦。

截至 2022 年底，沂水县累计采集个人信息 23 万余条，60 岁以上老年人人脸数据采集率达到 57.94%，门诊患者人脸识别就诊率达到 10.16% 以上。同时，沂水县将不断优化"刷脸就医"新体验，计划进一步扩展相关功能，例如，"刷脸支付"，绑定个人资金账户后可直接通过刷脸支付就医费用；"亲情支付"可将就诊费用明细、支付信息通过系统发送至绑定的亲人手机上，患者亲属不用到医院即可帮助支付。

三、全力拓展应用场景，持续创新智能就医体验

一是"码上转诊"零跑腿。 依托现有医院管理信息系统，计划融合"两码一票 + 人脸识别"应用，畅通转诊渠道、优化转诊流程，让医疗基本信息在县域内互联互通，初步实现乡镇卫生院、村卫生室的上下"码上转诊"服务。村卫生室疑难病例需要转诊时，通过"两码一票"将患者个人信息、初诊情况信息传输到乡镇卫生院，乡镇卫生院接到转诊预约后，无须再次登记患者信息，即可了解到患者现有基本情况，及时安排专家诊治或安排床位进行住院治疗；乡镇卫生院对病情平稳的患者下转至村卫生室康复治疗，可以直接将院内医嘱、诊疗情况、后续治疗方案等信息传输到村卫生室中，让乡村医生可以第一时间根据治疗方案进行康复治疗。基本构建了"基层首诊、双向转诊、急慢分治、上下联动"的分级诊疗模式，优化了医疗卫生资源配置，提升了基层医疗服务能力。

二是实名认证更安全。 统筹卫生、政法、司法、大数据、科技等部门相关政策、资源，从就诊源头上强化身份认证和个人隐私保护，杜绝了冒名顶替、疾病虚假录入、超收诊疗费等违规行为。同时全程留痕实现"可追溯"，群众就诊信息、医保结算信息可在线查询，规避医患双方信息不对称的风险。个人就诊记录信息、报销结算信息全程留痕，参保群众通过扫码或刷脸完成了参保身份确认，在规范了医疗机构的诊疗行为的同时，丰富了医保基金监管的方式，维护了医保基金的安全。

三是扫码住院快速办。 患者门诊就医后，确定需要住院治疗的，由

医生直接将患者信息转入住院部,患者到住院部后不需要再次登记信息,直接扫码即可办理住院。同时住院患者通过扫码可查询自己住院期间的费用明细清单,有效解决了患者入院流程较复杂、排队等候时间长、容易"多跑路、跑错路",造成人员聚集等问题。

建设远程医学影像诊断中心
打造县域医共体高质量发展"强劲引擎"

重庆市奉节县

重庆市奉节县扎实推进紧密型县域医共体建设,实施"1234"工作模式,即县人民医院医学影像科以远程医学影像诊断中心建设为载体,通过1个基点、2个通道、3项机制、4个保障模式,着力提升县域医疗服务能力,实现区域医疗服务质量同质化管理,取得了良好的成效。

一、主要做法

(一)始终围绕"一个基点"

2019年10月,根据《奉节县人民政府办公室关于印发奉节县医共体"三通"试点工作实施方案的通知》(奉节府办发〔2020〕92号)要求,奉节县以县人民医院为牵头单位,组建成立一个医共体,下辖2个医疗集团,18个基层医疗卫生机构,实行集团化管理;建立"两员一机构两联盟"医防融合新体系,推进医共体医防融合发展。奉节县人民医院始终坚持以建设远程医学影像诊断中心为基点,牵头组建调研小组,深入基层医疗卫生机构收集调研医学影像诊断工作现状,同时借鉴其他医院先进工作经验,经过多次讨论,细化具体工作措施,形成切实可行的建设方案,得到了县级主管部门的政策支持和上级医院的技术及人才支持,有效推进"基点"相关建设工作。

（二）强力构建"两个通道"

一是建立与上级医院的合作通道。奉节县人民医院依托与重庆医科大学附属第二医院的托管关系,共商合作,共谋发展,确保省级、县级资源双下沉,更好地提升基层医疗卫生服务能力。同时与重庆市多家三级甲等综合医院建立远程影像会诊平台,通过线上线下等合作方式,做好图像传输、图像质量、会诊流程等各项工作,打通了各级医院合作的最后通道,切实解决患者看病难、看病慢等问题,满足了人民群众日益增长的健康需求,为区县医院提供及时有效、高水平的医学影像会诊服务。

二是建立与基层医疗卫生机构的合作通道。2019年10月,奉节县启动基层医疗卫生机构远程影像诊断试点建设,要求达到检查、诊断全过程限2小时内完成,全周期内通过远程诊断服务规范和质量考核来保障,确定了"三步走"的运作模式。首先由基层医疗卫生机构将拍摄好的DR/CT照片实时上传影像中心,然后由远程医学影像诊断中心医生书写并审核诊断报告,最后由基层医疗卫生机构打印诊断报告及影像胶片给患者即可。截至2021年4月底,接入远程医学影像诊断中心的基层医疗卫生机构持续递增,共计接入32家基层医疗卫生机构。

（三）高位推动"三项机制"

一是建立"一把手主导推进 + 工作专班协调"领导指挥机制。成立党委书记任组长、相关分管院长任副组长、医学影像科全体职工为成员的远程医学影像诊断中心工作领导小组,同步成立工作专班小组,由医学影像科主任任组长,各基层医疗卫生机构主要负责人为小组成员,形成政令畅通、衔接紧密的联动体系,并按县委、县政府及主管部门工作要求及时、保质、保量完成相关指标任务。

二是建立"综合统筹协调 + 资源合作共享"工作推进机制。横向协调主管部门,纵向统筹18个医疗集团成员单位,先后召开领导小组会议6次,开展技术指导20余次,通过影像中心服务平台完成影像报告书写、审签以及质量控制等,并通过平台开展远程继续教育,以县人民医院为中心平台,PACS 系统统一存储,以便于全县早癌筛查、患者随访以及慢性疾病的管理,有效实现医疗资源共享、医学难题共破、影像成果共用。

三是坚持"定期质量考核 + 实地教学指导"规范管理机制。以县人民医院为中心的县级影像质控中心,每月对各基层医疗卫生机构图像质量以及县医院诊断报告质量进行评价考核,提出整改措施,达到有效监管。针对在整改过程中各基层医疗卫生机构凸显的个性问题和要求技术支持的共性问题,远程医学影像诊断中心对 18 家医疗集团成员单位开展 6 轮全覆盖教学指导,同时不定期带队巡访 32 家基层医疗卫生机构,实地规范化培训放射技术,推广乡镇级影像质控适宜技术,实现基层医疗卫生机构操作技师技能的同质化管理。

(四)有效强化"四个保障"

一是强化专业技术团队保障。组建市、县、乡三级医学影像专业技术团队 100 余人,其中主任医师 5 人,副主任医师 10 人,副主任技师 3 人,副主任护师 1 人,中级职称 32 人。运用远程医学影像诊断中心平台前沿的放射知识专业理念及精准娴熟的医学影像技术,确保患者检查结果的准确性、权威性。

二是强化专项设备设施保障。按照县委、县政府及主管部门要求,给予适当的设施设备支持,逐步替换更新部分基层医疗卫生机构老旧放射设备,全力保障远程医学影像中心工作开展,共计更新 10 个基层医疗卫生机构设施设备 15 台。

三是强化教育培训保障。线上线下培训"双管齐下",通过座谈会、读片会、视频会等多种形式,重点对当前推进紧密型县域医共体政策、医学影像专业知识、远程影像基础操作等方面进行培训,互学互鉴,提高认识,拓宽视野。帮助基层医疗卫生机构提高技术水平与服务能力,缓解医共体区域内群众看病难问题,吸引和留住区域内患者。共计开展业务培训 30 余次,参训人员拓展至 300 余人。

四是强化远程诊断服务保障。开展远程诊断、预约检查等便捷服务,为特殊病种、职业病、慢性病等患者提供规范的影像学随访管理数据库。各基层医疗卫生机构及县级医疗机构在县医学影像中心网上远程预约 CT、MRI 等检查,由发起预约单位开具申请单并严格按相应物价标准收费,患者凭申请单直接到县人民医院医学影像科执行相应医学影像学检查,随后诊断报告回传至发起预约单位打印即可,年预约检查量达 2 000 余人次。

二、取得成效

(一)远程影像诊断质量与安全持续提升

通过构建区域化影像共享与协作平台,整合了区域内影像设备和诊断专家资源,基层医疗卫生机构、县人民医院以及患者三方受益。严格完善的质量控制体系,较好地保证了远程影像诊断中心的质量与安全,实现从 2019 年至今零误诊的良好局面。

(二)远程影像诊断覆盖范围不断扩大

远程影像诊断中心利用线上、线下等多方平台,向上级医院学习,帮扶下级基层医疗卫生机构,逐步促进基层人才梯队的培养。截至 2022 年年底,奉节县人民医院远程影像诊断中心累计完成 18 万余例诊断,月均远程诊断量达 7 000 人次,随着紧密型县域医共体建设的持续推进,其覆盖范围逐渐扩大,各基层医疗卫生机构会诊量将持续增长。

(三)远程影像诊断精准筛查便捷高效

在全面推进乡村振兴背景下,远程诊断中心平台满足了三峡库区老弱患者的就医需求,同时更好地对肿瘤进行了早筛早诊,为特殊人群提供更便捷的服务。通过远程诊断中心发现了 150 余名危急重症患者,立即报告转诊,及时实施手术治疗,患者转归良好。

(四)远程影像诊断患者满意度大幅提升

远程医学影像诊断中心的成立,是实施优质医疗共享、医疗资源下沉的一次重大探索,打破了时间、空间、地域的限制,便捷的信息平台将重庆市市级的三级甲等综合医院与县级医院连接起来,提供远程影像会诊、集中诊断等高效安全云端协同服务,开展患者双向转诊等一系列服务。不仅让患者在家门口即可享受市、县级医院专家会诊服务,同时也缓解了基层医疗卫生机构影像诊断人力资源不足的问题,节约了人力资源成本,得到了患者的一致好评。

抓住"共同缔造"机遇
提升基层医疗卫生服务能力

湖北省随州市广水市

2017年以来,湖北省在红安、麻城、枝江等地区开展"共同缔造"活动试点。2022年,湖北省委办公厅、省政府办公厅下发《关于开展美好环境与幸福生活共同缔造活动试点工作的通知》,要求每个县(市、区)确定5~10个城乡社区(农村自然湾、城市居民小区)作为试点。8月以来,广水市迅速掀起美好环境与幸福生活共同缔造活动热潮。在市委、市政府的统领下,广水市卫生健康局党委迅速将"共同缔造"理念用于提升基层医疗卫生服务能力,在马坪镇先行先试,初显成效。

一、主要做法

(一)共同谋划,聚焦老百姓健康问题

一是充分调研,统一思想。马坪镇狮子岗村、柏林村是广水市开展"美好环境与幸福生活共同缔造"试点村。在市委、市政府的统领下,广水市卫生健康局党委结合正在推动的紧密型县域医共体建设和"下基层、察民情、解民忧、暖民心"实践活动,转变工作理念,抓住机遇,迅速行动,带领市一医院、马坪镇卫生院主要领导和相关负责同志,到马坪镇政府和狮子岗、柏林等5个行政村,先后6次密集调研,走访群众,查看村级卫生室和老年人互助照料中心,收集问题清单,了解群众需求。

二是制定方案,迅速行动。根据收集到的问题清单和座谈会提出

的任务清单,结合广水市村卫生室"六统一"实施方案、"一村一名大学生村医"配备实施方案,以及医联体、养联体建设方案,制定了《马坪镇狮子岗等五个村卫生室建设方案》,明确工作内容、实施步骤、责任单位与时间节点,确保方案体现"共同缔造"理念和精神。由此,迅速调动了卫生健康系统各部门共同缔造的热情,形成了共同缔造的合力。

(二)共同建设,聚焦村级卫生室

根据《马坪镇狮子岗等五个村卫生室建设方案》,狮子岗村、柏林村、随应桥村、新河村、洪桥村5个村卫生室是卫生健康系统"共同缔造"试点,也是开展"共同缔造"实践活动的平台。根据方案,市卫生健康局负责统筹,市一医院负责村卫生室内部装修、医疗设施设备帮扶和业务培训等,村委会负责老年人互助照料中心建设和村卫生室外部环境整治等,马坪镇卫生院和村卫生室负责具体落实。各部门各司其职,迅速行动,有钱出钱,有力出力,有点子出点子,全面落实村卫生室"六统一"管理,包括统一标准规划建设、统一人员管理、统一财务管理、统一设施设备配置、统一药械管理、统一工作目标考核。

(三)共同管理,聚焦市、镇、村三级医联体、养联体建设

共同缔造"五共七联体",其中就包括医联体、养联体建设。借着"共同缔造"热潮,由下而上倒逼上级医疗卫生机构帮扶基层医疗卫生单位,针对性强,立竿见影。

一是市、镇、村三级医联体建设。广水市第一人民医院与马坪镇卫生院建立医联体,建立定期会议机制、专家定期坐诊带教机制、专家不定期义诊机制、青年医务人员上派培训机制。广水市第一人民医院在狮子岗村、柏林村、随应桥村、新河村、洪桥村5个村卫生室设立巡诊点,明确每月16日为专家固定巡诊日期,并公示专家姓名、职称、专长和巡诊时间。以点带面,在马坪镇全面推进村卫生室"六统一"管理,落实"一村一名大学生村医"政策。建立三大慢性病防治技术支柱。明确要求依托市一医院心脑血管疾病防治中心专家库,对基层家庭医生团队建立点对点的技术支持,并签订协议,及时帮助解决家庭医生在处理过程

中的慢性病疑难杂症,提高患者对家庭医生签约服务的依从性和满意度。由此,形成"随访服务、点对点技术支持、双向转诊"三大慢性病防治技术支柱。以"323"攻坚行动为重点,全面落实基本公共卫生服务项目任务,要求分项目、分年度、分类别整理资料,所有痕迹资料要填写完整、内容真实、符合逻辑。

二是院村养联体建设。按照"五共七联体"要求,主要是通过与村老年人互助照料中心密切互动,认真落实老年人健康管理,提高老年人健康生活质量。村委会负责建设村老年人互助照料中心,村卫生室与老年人互助照料中心签订健康服务书,镇卫生院负责老年人健康体检和健康评估,市一医院每月专家巡诊时负责对80岁以上老年人群重点跟踪管理,要求有健康服务日志和相关痕迹资料。

(四) 共同评议,聚焦家庭医生履约服务

"共同缔造"的核心是"共同"。如何让老百姓也广泛参与进来,需要引入好的项目。经研究,"家庭医生履约服务"是比较好的项目,根据老百姓的需求,把履约服务做实做细,让老百姓一起"共同"维护自身的健康,结果好坏,让大家"共同"来评议,其实是推进"共同缔造"。为此,进一步优化狮子岗、柏林等5个村的家庭医生服务团队,拉网式开展家庭医生履约服务,遇到一些老年人的疑难杂症由市一医院专家及时提供点对点的技术支持,受到老百姓的一致好评。

(五) 共享成果,聚焦优质医疗卫生资源下沉

如何让"共同缔造"成果实现共享,特别是让老百姓的急难愁盼问题能得到较好解决,提升基层医疗卫生服务能力是卫生健康部门重点。提升基层医疗卫生服务能力的关键就是实现优质医疗卫生资源下沉。①明确广水市第一人民医院指导马坪镇卫生院完成胸痛单元、卒中防治站建设,提升马坪镇卫生院综合能力,把急救战场前移,打通胸痛、卒中救治起跑第一公里。②明确广水市第一人民医院选派特色科室专家每月6日、16日、26日到马坪镇卫生院坐诊,提高卫生院整体诊疗水平,让老百姓在家门口能享受到三级医院的医疗服务。③明确广水市第一

人民医院负责对马坪镇卫生院医务人员、乡村医生进行"传、帮、带"式的培训教育,每年还负责接收 6 名医务人员到广水市第一人民医院进修学习,进一步培养人才。④明确广水市第一人民医院在村卫生室设立巡诊点、村卫生室与老年人互助照料中心签订健康服务书、重点跟踪老年人健康管理等多项举措,打通分级诊疗、双向转诊绿色通道,逐步形成"小病不出村,首诊在基层"的就医模式,让参与方共享"共同缔造"成果。

二、初步成效

"共同缔造"试点活动虽时间短,但因各方行动迅速,已取得初步成效。**一是**改善了村卫生室环境卫生,提升了村卫生室形象和服务能力。**二是**家庭医生签约履约服务落到了实处,解决了老百姓健康方面的一些急难愁盼问题。**三是**医联体马坪分院、养联体和巡诊点建设已经挂牌进入实质运行阶段。**四是**马坪镇卫生院胸痛单元、卒中防治站建设已经全面启动。**五是**上级医院派业务骨干到卫生院坐诊、到村卫生室巡诊、为 85 岁老人提供"一对一"健康服务、每年进村义诊等机制逐步形成,提高了老百姓获得感和满意度。

鼓足干劲　力争上游
打造群众家门口高品质的社区医院

江苏省镇江市润州区黎明社区卫生服务中心

黎明社区卫生服务中心（以下简称"中心"）位于镇江市主城区，辖区常住人口 4.34 万人。中心围绕辖区居民常见健康需求，打造群众家门口高品质社区医院，把机构能做的事做精做优，把机构想做难做的事借力谋成促成，2018 年被评为江苏省首批社区医院。近三年，采取"院长强谋力、职工增活力、机构赋能力、居民凝聚力、发展夯潜力"五力并发，实现了"三破三立"和单位发展的破茧成蝶。

一、主要做法

（一）院长强谋力

一是加强自我政策学习，找准发展方向。收集新医改以来国家和省有利于基层的政策文件 9 个 15 条，按照功能定位、收入分配、医保补偿等方面进行梳理，学懂弄通政策规定脉络效应。

二是主动争取领导支持，谋求更好更大发展空间。反复不断向领导汇报政策内涵和中心运行现状瓶颈，积极争取政府及相关部门支持，提出基层可以运用、领导能接受的政策空间和解决方案。2021 年取得区政府支持，实现职工绩效工资总量系数突破和 3 300 余万元建设资金扶持。

三是用事实数据说话，争取更多资源。主动邀请市区政府和医保部门等领导实地调研走访。用服务现实场景、发展变化等大量动态比对数据和居民现身说法、鲜活典型案例，来颠覆各位领导的习惯性感受，赢得他们的支持，制定落实有利政策，调配有关资源。2021年市政府牵头协调将单位对面公安部门的 4 000 m² 房屋腾挪出来，使业务用房面积整体翻倍。

（二）职工增活力

一是建立充满有效激励的考核评价制度，推行多劳多得优绩优酬。 实行总量预算、费随事走，一线医护优先、行政后勤靠后，领导班子奖励低于医生平均的原则。以医疗业务考核激励为基础，公共卫生质量考核为系数的医防融合的双考核制度。明码标价购买公共卫生服务，三倍奖罚促进公共卫生服务保质保量。购买公共卫生服务资金直接奖励服务团队、医生，在计算机弹框提醒下，档案应建未建、慢性病应访未访、签约应签未签、下转应询未询，每例按购买单价三倍处罚。建立奖惩条例，规范职工行为举止、服务质量，考核标准细化量化，目标考核到岗位、到个人。明确奖罚额度，做到奖得心动、罚得心痛。

二是设立骨干人才专项补助，招引优秀人才。 对照功能定位服务拓展能力提升招引人才，实行"一人一策"基础待遇 + 考核激励，并用合同形式加以固定；在编省级基层骨干人才执行协议工资，不纳入绩效工资总量。

三是设立优质服务员工奖，用好现有人才。 在合同制员工中，每年推选 10% 的人员为优质服务员工，每月增加 500 元专项补助，期满后补助收入转为其基础工资收入。

（三）机构赋能力

一是强人才。 按照能力提升需要招培医护技人员，形成合理的专业、职称、年龄梯次结构；重点引进外科、麻醉、康复、口腔等服务拓展需要人才；申请特殊政策招聘科室领军人才，高待遇招聘高层次潜力人才，岗位平台吸引实用人才。

二是强弱项。 创造条件优先开设口腔、外科、消化等常见病科室，补齐短板弱项。通过远程影像会诊解决磁共振、CT诊断问题;通过和上级医院合作共建开展消化道检查和息肉切除治疗;学习并掌握支气管镜检查和肺泡灌洗、无创呼吸机辅助通气、气管切开护理及闭管等常见病诊疗新技术,支持连续性诊疗服务。口腔种植和正畸、医学美容是社区医院的服务短板,通过整合社会医疗资源,成功吸引2名口腔科主治医师、1支医学美容团队,关闭个体私营诊所到中心就职,中心为其配齐人员、医疗设施设备。

三是强品质。通过设置全-专联合专家门诊、与上级医院科室合作共建、柔性引进实力派专家传帮带,选送7名骨干到省人民医院、北京积水潭医院等省内外知名医院进修学习。先后与市一院神经内科、骨科、消化科共建两个"康复联合病房"和内镜诊疗中心。实现病区患者安全管理、技术运用与三级医院同质化服务,康复联合病房始终保持"一床难求"的饱和运行状态。

(四)居民凝聚力

一是落实首诊安全有效服务。将8个全科门诊转变为家庭医生工作室,提供基本医疗、慢性病随访、建档签约、健康咨询等医防融合服务,实行定人、定点、定时的三定制度。居民就诊从选择医生开始,经过熟悉后固定自己的首诊家庭医生。推行"首诊式"签约,为居民配备医生朋友。在全省率先推出"首诊式"签约+"点单项目库"。首诊签约基本费每人每年20元+个性化签约项目费。

二是开通上转精准无缝对接服务。家庭医生工作室与三级医院实时双向转诊,诊疗信息实时上下无缝贯通,转诊信息实时插入到上级转诊医院分诊叫号系统,患者直接精准转至专家诊室。

三是推行下转接续及时闭环服务。实时接收其签约居民在上级医院诊断慢性病或住院信息,对每位出院患者安排专人及时电话随访,为其提供居家健康咨询、一次免费上门等服务。

(五)发展夯潜力

依托医疗扩大预防,补"四大短板"。

一是补居民常见需求短板。2022 年中心增设外科、五官、疼痛和肠胃镜中心,新增老年综合病区 55 张床位,增加 2 间手术室,康复医学科扩大到 1 000m² 以上,细分 3 个亚专科。

二是补居民更高需求短板。扩大目录外药品品种,满足群众 8 种常见慢性病药品供应;开展全身麻醉下儿童多牙拔除和正畸治疗;开展医学美容专科为居民美丽人生提供安全高质量服务。

三是补房屋设备技术人才短板。2022 年,中心业务用房扩增到 8 100m²,添置 1.5T 磁共振、心脏超声、高清胃肠镜等检查治疗设备,引进紧缺人才 4 名。

四是补质控短板。成立由大医院专家参与的质量质控和业务发展专家组,按照国家推荐标准和二级医院要求,定期全方位开展服务质量评价和持续改进,确保患者与职工安全。

二、取得成效

(一)公益得体现

中心是一类医疗服务收费单位,服务价格较二、三级医院低 15% 以上,门诊报销比例高 35% 以上、住院报销比例高 10%~25% 以上。2021年,与二、三级医院相比为群众减少医药负担 329 万元以上,为弱势群体减免金额 34.25 万元。对接辖区内 1 家养老机构提供嵌入式驻点服务,集中服务近 300 名集居老人。针对居家养老开展医疗护理型或医疗介入型医养结合签约,固定服务内容、固化服务频次,年签约 150 人左右。

(二)居民得实惠

2021 年,辖区内居民就诊率达 82.36%、首诊率达 71.22%;将 88.61% 居民中高血压、糖尿病、慢阻肺、脑卒中、肿瘤、器官移植等 8 种慢性病患者固化在基层首诊和连续健康管理中。65 岁老年人体检率也从 65.22% 增加至 86.34%,产前筛查率和产后康复服务率分别提高到 95% 和 32%,新增儿童牙防、眼防新技术服务。

（三）职工得鼓舞

2021 年，合同制职工骨干医生税后收入年均 24.85 万元、年轻医生 18.54 万元、护士 9.52 万元，分别同比提升 20.57%、28.29%、31.46%。新增 22 项治疗技术，获评镇江市市级基层首席心血管医生 1 名、市级名中医 1 名；1 个团队荣获"全国十佳家庭医生服务团队"称号，1 名医师荣获"江苏省优秀医师"，2 名医师荣获"江苏省百名医德之星"称号。

（四）机构得发展

2018—2021 年，房屋面积从 4 324m² 增加到 8 100m²，床位数从 58 张增加至 115 张，医疗设备总价从 1 442 万元增加至 3 435 万元，新增 100 万元以上设备 6 台。职工数从 83 人增加到 103 人，其中卫生技术人才增加 18 人。职工年人均诊疗增长 10.01%，年人均住院床日提升 24.42%，年人均医疗收入增长 11.62%，其中年人均技术性收入增长 22.65%。医保资金年使用金额净增长 33.56%，占辖区人口医保筹资总额的 30.24%。

多方赋能　提升社区卫生服务能力

河南省郑州市紫荆山南路社区卫生服务中心

紫荆山南路社区卫生服务中心（以下简称"中心"）是 2007 年由河南煤建医院转型的社区卫生服务机构，是郑州市首批"片医负责制"试点单位，下设 5 个社区卫生服务站。近年来，中心以社区医院建设和"优质服务基层行"活动为抓手，补短板、夯基础、提能力，多方赋能，提升社区卫生服务能力，2019 年成功创建社区医院，申报通过"国家呼吸疾病规范诊治与体系建设"达标单位，2020 年达到了服务能力推荐标准。

一、创新做法

（一）对照标准，自查自纠

对照《社区医院建设标准（试行）》和《社区卫生服务中心服务能力标准（2022 版）》，列出问题清单，认真自查自纠，分类整改。

一是增加科室设置。为满足居民健康需求，在强化全科的基础上，增设高血压门诊、糖尿病门诊、临终关怀科、老年病康复科、疼痛科、皮肤科、小儿推拿按摩科、口腔科、耳鼻喉科。为保证医疗质量安全和服务能力持续提升，增设了院感科、质控科、信息科、发热哨点诊室等科室。

二是增加床位设置。增加了老年、康复、安宁疗护、护理床位，由原来的 75 张增至 90 张床位。

三是改善服务环境。为方便居民进出,重建医院门口道路;改造外墙和门头;引进家政公司,确保院内清洁、整齐、卫生、无异味;加装电梯,解决老弱病残孕上下楼梯难的问题;为给患者创造一个安全、方便、舒适的就医环境,对每个病房安装了卫生间,2床以上的房间更新了隐私保护设施,让患者在住院期间有家一样的感觉。

四是更新设施设备。为满足患者门诊和住院检查的需要,购置安装CT、DR机各1台,肺功能检测仪4台、全自动呼吸机6台、高血压综合治疗仪2台、全自动高血压测量仪2台、彩超机4台及心电图机6台,全自动生化分析仪、动态血压检测仪、动态心电监测仪、整套康复理疗设备、亚科综合治疗仪8台,还有整套妇科检查治疗设备等。

(二)对标需求,拓宽服务

一是转变家庭医生签约服务模式。家庭医生签约由医生个人签约变为家庭医生团队签约;服务的内容由单纯的公共卫生服务转变为基本医疗、基本公共卫生、约定的健康管理及个性化医疗服务;从基础服务包转变为个性化服务包;服务对象的范围从家庭延伸到社区养老、居家养老、安宁疗护机构;由单纯的家庭医生签约转变为由街道办事处、社区居委会、社工人员、志愿者及辖区个体诊所等多方参与的签约服务。

二是开展特色专科服务。开展安宁疗护服务,2022年接收患者188名,大多数是癌症晚期身体器官衰竭的患者。开展老年病康复服务,2022年收住老年康复患者678名。开展特色疼痛科,2022年接收疼痛患者8926人次(疫情影响),日均开展疼痛微创手术18台。建设残疾人康复中心,2022年家庭医生团队为辖区536名残疾人建立专项档案,对其进行免费体检、康复功能评估、指导康复训练、开展康复效果评定、系统进行康复训练等,提高了残疾人的生活质量。开展口腔服务新技术,2022年诊治患者8720人次(疫情影响)。开展小儿推拿按摩技术,2022年服务量达1.2万人次(疫情影响)。为满足辖区居民常见外科疾病的诊治及处理,开展外科常见一级、二级手术项目,2022年共开展手术231台。

三是完善诊疗服务，满足群众需求。中心除正常开展医疗服务推荐的 66 种病种服务外，还开设了艾滋病检测、心理治疗、中暑等 7 种其他疾病诊疗服务，同时还开展了 22 种目录外的病种服务项目。2022 年收治住院病种 69 种，其中 18 种当年诊疗量达 100 人次。中心要求所有全科医师熟练操作心肺复苏、电除颤、清创、缝合、止血、骨折固定、关节脱位复位术等，并反复进行实操训练考核，强化医务人员学习过敏性休克抢救的学习，2022 年成功抢救 2 例急性肺水肿患者及 1 例严重预防接种过敏反应患儿。

（三）强化管理，持续改进

一是建立持续改进机制。每年 1 月上旬及 7 月下旬分别开展一次对照社区医院建设和服务能力标准的自查整改活动，建立问题台账，梳理当年取得的成效，总结经验，发现不足，有效整改。

二是强化绩效考核机制。绩效是杠杆，是调动医务人员高效工作的动力。医务人员的工作量按"当量法"进行科学设置，每个当量对应一定的价值，再结合患者的满意度和质控结果计算绩效工资，充分体现多劳多得，最终目标让人人愿意干、主动干、抢着干，干得多、干得好、干出效果。通过实施科学的绩效考核机制，稳定了团队，留住了人才，提升了能力，取得了效益。

三是强化质量控制机制。成立质控工作领导小组，每周一次对医疗质量、护理质量、公共卫生服务工作进行质控，并在全员大会上反馈质控发现的问题清单并提出整改意见，各部门根据质控反馈的问题清单，组织相关人员召开问题整改分析会，制定切实可行的整改方案和措施，质控科及时跟踪整改效果，形成"质控→通报反馈→整改意见→问题分析→整改→跟踪效果→总结通报→持续改进"的良性循环质控模式。成立院感工作领导小组，每周对发热哨点诊室、预检分诊、重点科室及重点环节进行督导通报，持续跟踪整改效果。

四是加强人才队伍建设。建立了科学合理的人才梯队和人才培养鼓励机制，实施绩效激励和优秀人才政策机制，在不断充实全科人才队伍的基础上，构建一批特色小专科团队，充分发挥人才优势，让各类卫生技术人员有岗可在,有责可担,尽情发挥各自的专业特长。按照中心选招转正文件要求的条件,优秀非编人员转为在编人员制度成常态化,成熟一批转正一批;提高非编人员工资待遇,实施职工就餐餐补制度。采用年薪制适时引进专业特长的必需人才。2022 年,中心引进中医、康复专长人才 2 名,20 名非编人员转为在编人员,选招优秀人才 20 名。

二、初步成效

一是机构得发展。在岗职工人数由 2017 年的 48 人增至 2022 年的 132 人,副高职称由 2017 年的 3 名增至 2022 年的 13 名,本科以上学历卫生技术人员由 2017 年的 20 名增至 2022 年的 98 名,培养了一批"85 后"的年轻后备人才,综合实力明显增强。近 3 年来,中心门诊、住院患者逐年递增 20%~44%,经济收入逐年递增 20%~40%。

二是患者获得感提升。2022 年,签约居民 4.3 万人,一般人群签约率为 56%,其中老年人签约率达 80.3%,高血压患者签约率达 89.6%,糖尿病患者签约率达 92.1%,为签约重点人群提供上门服务 1 246 人次,提供个性化医疗、护理、健康管理服务 1.8 万人次。患者及居民的综合满意度由 2021 年的 90.3% 提高到 2022 年的 99.6%。

第四部分

人才队伍建设

实施卫生人才强基工程
推动基层卫生事业高质量发展

江苏省

近年来,江苏省高度重视基层卫生人才队伍建设,着力夯实"强基层"队伍支撑。2019 年 4 月,在深入调研的基础上,省卫生健康委联合省委编办、发展和改革委、教育厅、财政厅、人社厅、住房和城乡建设厅、医保局等八部门出台《江苏省卫生人才强基工程实施方案(2019—2023年)》,明确了 27 条支持性政策措施,通过"七个一批"措施和改革体制机制,系统性解决基层卫生人才不稳定不平衡问题。全省基层卫生人才队伍持续壮大,2022 年基层卫生人员总数达到 29.54 万人,较五年前增加 7.18 万人,基层卫生人员数占全省卫生人员总数的比例从五年前的 33.6% 提高到 35.1%。

一、强化组织领导,构建齐抓共管格局

江苏省委、省政府把基层卫生摆上优先发展的重要位置,2019 年 7 月印发《全省农村医疗卫生服务保障水平提升行动方案》,将其作为全省决胜高水平全面建成小康社会补短板强弱项 5 个专项行动方案之一,确定到 2020 年底为农村基层医疗卫生机构新补充 1 万名卫生人员等 28 项重点工作任务。省医改领导小组将组织实施卫生人才强基工程及相关重点政策落实纳入医改年度重点任务,强化目标责任制考核。省卫生健康委印发《关于推进卫生健康事业高质量发展走在前列的工作方案》,将每万人拥有全科医生数列入高质量发展重点评价指标。召开

卫生人才强基工程视频培训会议,分类解读相关政策措施和实施要求。建立卫生人才强基工程组织实施进展情况定期报告制度,对组织推动、重点政策落地、强基工程实施进展 3 个方面开展动态监测,督促各地按照部门职责细化分解任务,制定配套措施,制定分年度实施计划,逐条逐项推动任务落实。省政府将"基层卫生服务能力和队伍建设"列为真抓实干成效明显地方激励表彰项目,引导支持各地创新完善基层卫生人才招引、培养、使用、管理机制和政策。

二、大力招引人才,促进人才上下贯通

(一)扩增基层医疗卫生机构编制

明确每两年动态调整一次基层医疗卫生机构编制总量。编制数额难以满足业务需要的,采取政府购买服务的办法保障工作开展。鼓励各地调剂部分事业编制,定向招聘在村卫生室工作满六年的执业(助理)医师,将其纳入编制管理。全省已有 1 160 名乡村医生纳入事业编制管理。

(二)实施基层卫生人才统一招聘

江苏省组织面向全国的基层卫生人才招聘活动,放宽户籍、年龄等限制条件。建立全省基层卫生人员公开招考统一笔试制度。在保证卫生执业准入要求的前提下,放宽报名条件,可不设开考比例。2022 年面向社会公开招聘 5 748 名基层急需紧缺医学人才。

(三)推行"县管乡用"制度

统筹调度县域内基层医疗卫生机构事业编制数额,用于基层医疗卫生机构人员补充,其人事关系集中由县级卫生健康行政部门或受其委托的机构负责管理,推行"县管乡用"。目前,全省已有 73 个县(市、区)实施基层卫生人才"县管乡用"制度,县乡村上下贯通的职业发展机制逐步形成。

三、加强培养培训,提升基层人才素质

(一)加大农村订单定向医学生免费培养力度

动态调整农村订单定向医学生培养规模,鼓励有条件的医学类独立学院和高职院校增加培养计划。鼓励支持市县两级政府通过设立相应的专项补助经费、增加编制计划,满足本地基层卫生人才订单定向培养需求。2022 年,全省订单定向实际招生人数 1 890 人,有效缓解了农村地区的基层医学人才紧缺。

(二)加强基层在职人员岗位胜任力培训

按照"实用、实训、实效"原则,在县域内建设基层卫生人员实训基地,解决工学矛盾,提升服务技能。全省已建成基层卫生人员实训基地 101 个。每 2 年针对基层全科医生、护理、乡村医生三类人员各推出 10 项适宜卫生技术,每年分类分层组织培训 730 名适宜卫生技术师资,由师资再扩大培训到基层三类人员,每年培训达 2 万人次。此外,每年按国家要求,结合江苏省基层特色科室孵化中心孵化项目,做好县、乡、村卫生人才能力提升培训,每年培训 200 名基层骨干临床医生。积极派送优秀基层医师出国研修,分四批共组织 77 名全科医生到英国、澳大利亚、加拿大等国学习培训,进一步拓宽视野,树牢全科服务理念。

四、推动人才下沉,促进资源均衡布局

强化医疗卫生资源整合,推动优质医疗资源下沉,积极采取措施把更多的卫生人才和技术引向基层。

(一)推动医师执业管理模式创新

支持二、三级医院在职骨干医师到基层医疗卫生机构执业或开设医生工作室,在基层医疗卫生机构执业经历可视为医师专业技术职称

晋升前基层服务经历。专业公共卫生机构可在基层医疗卫生机构设置工作站、分站或者派驻专业人员,指导和帮助基层医疗卫生机构开展基本公共卫生服务、签约服务等工作。2022 年,全省共有 3 985 名二级以上医院医师到基层执业,开设专家工作室 840 个、联合病房 275 个,设置专业公共卫生机构工作站(分站)298 个。

(二)推动管理干部使用向基层倾斜

明确县级医疗卫生单位新提拔的干部原则上须有乡镇卫生院、社区卫生服务中心任职或挂职工作经历。2022 年,共有 194 名在基层医疗卫生机构任职或挂职经历人员新提拔为县级医疗卫生单位领导干部。

五、完善人事薪酬激励政策,建立长效留人机制

(一)完善基层绩效工资政策

明确在基层医疗卫生机构落实公益一类财政保障责任、参照公益二类标准实施绩效管理。允许各地在现有基层绩效工资政策水平基础上,按照当地事业单位绩效工资基准线水平的 10% 左右增核绩效工资总量,主要用于提高全科医生工资水平。全省基层卫生人员年人均工资性收入超过 10 万元,其中基层全科医生工资水平达 15.4 万元,较 2020 年增加 0.66 万元,调动了基层卫生人员工作积极性。

(二)加大基层卫生骨干人才激励力度

自 2016 年起,省卫生健康委、省人社厅、省财政厅联合组织开展基层卫生骨干人才遴选活动,每两年一个周期。对确定有基层卫生骨干人才的单位给予一定的经费补助,基层卫生骨干人才可实行协议工资制,对实施协议工资的人员,不纳入本单位绩效工资实施范围。2022 年,共遴选省级基层卫生骨干人才 3 500 名,较上一轮遴选新增 1 000 人。

（三）提高基层中、高级岗位比例

明确将基层医疗卫生机构的中、高级专业技术岗位比例分别提高到 50%、15%~20%,对基层引进的紧缺型专业人才可按规定设立特设岗位,不受单位岗位结构比例限制,对于基层全科医生实行高级职称超岗位聘用。目前,全省基层医疗卫生机构高级岗位比例已达 15.9%。

多措并举　抓培训　强能力
不断筑牢基层医疗卫生人才网底

甘肃省

近年来,甘肃省着眼满足乡村振兴需求、健康中国建设需要,坚持线上培训和线下实践、全面轮训和重点培养、理论培训和基层实训、长期进修和短期深造相结合,探索形成"线上学、基地训、岗位练、严格考"的基层卫生人才培养模式,基层医疗服务能力不断提升,为完成脱贫攻坚、疫情防控的重大任务提供了强有力的人才支撑。2022 年,63.9% 的基层医疗卫生机构达到"优质服务基层行"活动服务能力基本标准,乡村两级中医适宜技术实现全面普及。

一、网上抓全员培训,让基层能力提标升级

针对基层医疗人员培训时间难统一、人员难集中、进度难掌握等实际,依托国培项目远程培训和全省基层卫生管理"2 个平台",组织全省乡村两级医疗卫生机构医、药、护、技和乡村医生全员参加线上学习培训。

(一)在线课程瞄准岗位优化好

本着"既解决眼前急缺,又注重长远发展"的原则,在广泛深入调研、征求基层意见的基础上,综合考虑基层群众医疗需求、基层卫生人员能力现状、疫情防控要求等因素,组织省内外专家教授、学科带头人集智攻关、分工负责,集中开发了涵盖临床医师、护理、检验、超声等专业的 1 819 节远程培训课程,供参训学员随时随地进行自主学习,基本

实现"缺什么、补什么,弱什么、学什么"。邀请国家和省级专家精心录制院感防控培训课件 239 节,组织基层医务人员不间断学习,最大限度地降低了院感风险。

(二) 培训方法紧贴受众活起来

紧贴基层医务人员兴趣特点、工作实际,积极研究"自主点击式、单元过关法、学分累积制"培训方法,增强培训吸引力。在每个学习单元设置线上过关考题,每学完一个单元、做一个配套练习过关后积累相应的学分,让基层卫生人员既有学习压力、又有学习兴趣。

(三) 优质资源通过网络沉下去

持续完善省远程医学信息平台功能,全面提供远程会诊、远程心电、远程病理等应用功能,平台整合专家资源 15 万人,远程会诊 30 多万例,远程培训 2 540 场 33 万人次,基层医疗卫生机构实际诊疗能力有效提升。

二、基地抓骨干强训,让基层能力提质增效

在全面培训的基础上,把基层卫生人才培养的着力点放在业务骨干上,借助国家基层卫生人才能力提升培训资源,探索走"基地化"培训骨干人才路子。

(一) 精心遴选培训基地

按照"师资力量强、教学设施优、培训经验多、实践基础好"等标准,采取自下而上推荐、统一衡量的办法,在全省范围内遴选确定 16 个特色临床专科、骨干全科医生和 14 个乡村医生培训基地,分区域、分层级、分专业承担培训任务,着力提高基层人才培训的专业化、针对性。

(二) 精准确定培训学员

为改变以往安排人员学习培训"出学差"的现象,在确定培训对象

时,注重从年龄、学历、日常表现、业务素质等方面审核把关,要求各地安排有基础、有实绩的人员参加培训,尽最大可能用好培训资源、提高培训质效。2020 年以来,遴选 6 697 名临床骨干到省级基地强化培训,一大批基层骨干在基地化培训中快速成长,成为基层群众"健康守门人"。

(三)精细管控培训过程

安排专人不定时抽查学习培训计划落实情况、人员参训情况,指导培训基地结合实际调整优化培训方案,定期组织培训小结分析。培训基地通过建立考勤登记、"钉钉打卡"管理等办法,严格培训管理、过程管控,做到按课时考勤、按月汇总,以严格学风保证培训实效,培训合格率达 99.37%。

三、在岗抓实践实训,让基层能力提档扩容

坚持把当前任务、本职工作、"比武"竞赛作为人才培训的重要平台,推动基层卫生服务能力快速提升、全面升级。

(一)广泛组织"比武"竞赛

以年度远程培训内容为重点,要求全省所有乡镇卫生院组织村医业务技术"比武"竞赛,县(区)卫生健康局组织基层医务人员技术"比武"竞赛,以此带动全员"大练兵"、能力大提升。为形成拿第一光荣、本领强吃香的良好导向,增加"比武"成绩在年度学习总成绩中的分值比例等措施,鼓励人人参加"比武"、个个提升素质。全省所有县(区)都组织了技术比武竞赛。

(二)结对组织培训帮带

针对新聘用人员政策法规不熟、实践经验不足等情况,专门组织岗前培训,着力提高适应岗位、胜任岗位的实际能力。探索建立新聘村医半年岗位实习制度,老村医退休前半年,安排新聘村医到岗实习,把新村医"扶上马、送一程"。

（三）借"疫"组织实践锻炼

坚持疫情防控作为提升本领的"磨刀石"，新冠疫情发生以来，研究下发《关于切实加强疫情期间基层医疗卫生机构基本医疗服务保障和感染防控工作的通知》等系列文件，制作防控科普、防控相关政策文件、村医应知应会等专栏，为基层医疗卫生机构提供抗疫"指南针""工具书"，帮助指导基层卫生人员在抗击疫情第一线经考验、强本领。

（四）定期组织临床带教

在全省开展乡村医生每周 1 天或每月 4 天到乡镇卫生院临床实践培训的基础上，部分市、县组织上级医院医生与基层卫生人员结成"帮带对子""师徒关系"，紧贴日常医疗中遇到的难题请教学习，努力实现"借梯登高"。999 家基层医疗卫生机构达到"优质服务基层行"活动服务能力基本标准，占 63.87%，其中 193 家达到推荐标准，占 12.34%，87家建成社区医院。

四、全程抓考核促训，让基层能力提速加压

为确保基层卫生人员真学真训，最大程度解决学好学差一个样、学多学少一个样的问题，坚持用全程考核、考到全员的办法倒逼扎实学习。

（一）建立"一本台账"常态考

注重运用建立培训台账考核的办法掌控学习进度，随机从培训系统中抓取培训台账信息，县（区）建立线下培训项目管理台账，对培训时间、培训考核成绩、跟踪考核成绩等内容定期统计，定期通报讲评，持续传导学习压力。

（二）运用"两种机制"延伸考

建立"培训考核 + 跟踪考核"双考机制。培训基地完成培训后统一

组织考核,并向市级卫生健康部门通报结果。已通过考核人员返回工作岗位后,由县级卫生健康部门进行跟踪考核。未通过考核人员,组织"回炉"培训和补考直到合格,坚持用考核的办法把培训效果调控好。

(三)通过"五种方式"定量考

综合运用线上考核、抽查考核、"比武"考核、日常考核、群众考核等5种方式进行综合评定,每种方式赋予相应分值汇总评定考核成绩,区分优秀、良好、称职、不合格4个等级严格奖惩。2020年以来,省、市、县共抽查考核10.76万人次,考核合格率达75%。2021年,村医参加执业(助理)医师资格考试通过率达31.9%,较2020年增长了2.03个百分点。

改革完善"五项机制"
加强基层卫生能力提升和队伍建设

浙江省绍兴市

　　为推进基层卫生健康事业高质量发展,奋力打造共同富裕示范区市域范例相匹配的基层医疗卫生服务体系,2021 年,绍兴市和各区、县(市)政府均下发了深化基层卫生健康综合改革实施方案,针对强化基层医疗卫生服务能力、加强基层卫生人才队伍建设、提升基层医务人员薪酬待遇、落实村卫生室村医补助政策、优化基层医务人员执业环境等"五项机制"进行了突破创新,全面深化基层卫生健康综合改革。

一、完善"用得上"机制,提升基层服务能力

　　持续深化乡镇卫生院和社区卫生服务中心标准化建设,深入开展"优质服务基层行"活动和社区医院建设工作,100% 的基层医疗卫生机构达到"优质服务基层行"活动服务能力基本标准,40% 的达到推荐标准;20% 的建成社区医院或达到二级综合医院医疗服务能力水平;80%的提供住院服务,床位使用率达到 80% 以上,门诊年诊治病种不低于100 种,三年累计住院病种不低于 60 种。同时,实施以奖代补、奖罚分明的机制,对服务能力达到基本标准、推荐标准,社区医院、二级综合医院医疗服务能力水平,基层名医名科、全省基层医疗卫生机构绩效考核A 及 A+ 的乡镇卫生院和社区卫生服务中心,当地政府给予一定奖励。如柯桥区、上虞区对全省基层医疗卫生机构绩效考核 A+ 的机构年度绩效考核奖上浮 5%,考核 B 级及以下的机构下浮 5%~10%;柯桥区对达

到社区医院或二级综合医院医疗服务能力水平的基层医疗卫生机构年度奖励性绩效工资上浮 10%,对连续 3 年位列全省基层医疗卫生机构绩效考核 B 及 B 以下的机构主要负责人予以调整;新昌县对达到社区医院或二级综合医院医疗服务能力水平的基层医疗卫生机构给予每家 30 万元的奖励,对达到推荐标准、基层名医名科和全省基层医疗卫生机构绩效考核 A 及 A+ 的给予每家 15 万元的奖励。

二、完善"引得来"机制,加强基层人才队伍建设

结合服务人口变化情况,动态调整基层医疗卫生机构人员编制。对经住院医师规范化培训合格的本科学历全科医生与研究生同等对待,落实工资等相关待遇。同时按不高于医共体牵头医院等级对应标准的中高级岗位结构比例,对全科专业住院医师规范化培训合格、取得中级职称后在乡镇卫生院连续工作满 10 年的,可经职称评审委员会考核认定,直接取得副高级职称;在基层医疗卫生机构累计工作 25 年以上且仍在基层医疗卫生机构工作的在岗执业医师,可以直接申报基层卫生系列高级职称;单独设立基层职称评审组,实行"定向评价、定向使用",取得的职称限定在基层有效。对在基层累计服务满 30 年的全日制大中专学历的基层卫生技术人员,退休时仍在基层工作的,参照工作满 30 年护士、儿科医生的办法享受一次性退休补贴。如越城区按机构编制配置标准就高执行;上虞区加大基层医务人员定向培养力度,定向培养人数可根据培养年限在未来几年空余编制中提前核定,同时明确在基层医疗卫生机构累计服务满 30 年的技术人员一次性退休补贴由区财政全额保障;诸暨市将"在基层工作连续满 10 年的中级职称全科住院医师直接取得副高级职称"的政策惠及面扩大到所有基层医疗卫生机构。

三、完善"留得下"机制,提高基层人员薪酬待遇

进一步完善财政补偿机制改革,扩大财政支持范围,探索将预防、

康复、安宁疗护、延时门诊等项目以合理当量纳入政府购买基本公共卫生和基本医疗服务等项目,并对符合要求的基本公共卫生当量予以足额购买。允许基层医疗卫生机构在当年医疗服务收入扣除成本和提取各项基金后主要用于人员奖励性绩效工资。建立基层绩效工资总量调控机制,允许将基层医疗卫生机构收支结余(不含财政专项补助)的40%~60%根据综合考核结果进行再分配。绍兴市还首次建立了基层全科医生岗位考核奖,规定每月按不低于基层全科医生所聘专业技术岗位对应的岗位工资标准的20%进行核增,并对基层医疗卫生机构引进的高层次人才、二级以上医院副高以上医师和学科带头人实行年薪制、协议工资制等灵活多样的分配形式,不纳入单位绩效工资总量管理。要求分步推进基层医疗卫生机构院长(主任)年薪制,同步实施目标管理责任制考核,考核结果与院长(主任)聘任挂钩,与院长(主任)年薪挂钩,与基层医疗卫生机构绩效工资总量核定挂钩。如诸暨市在基层医疗卫生机构设立年终绩效考核奖,与义务教育年终绩效考核奖同步提高;嵊州市明确基层医疗卫生机构在上年度有收支结余情况下,对年度绩效考核合格及以上的单位发放事业单位年终考核奖,不纳入绩效工资总量,所需经费的50%由市财政保障;新昌县规定基层医疗卫生机构工作人员年终绩效考核奖在原基础上增加3 000元,按考核统筹分配。

四、完善"守得住"机制,落实村卫生室村医补助政策

明确村卫生室的建设经费由当地财政全额保障;对日常管理运行发生的水费、电费、网络使用费和房屋修缮、设备更新维护等公用支出,以及投保医疗责任保险、意外伤害保险给予适当补助,所需资金由当地财政承担。同时还健全了村医养老保障政策,对具有执业(助理)医师资格、符合事业单位工作人员招聘有关规定的乡村医生,按规定参加机关事业单位基本养老保险、工伤保险、失业保险;鼓励其他在岗乡村医生以社会灵活就业人员身份自愿参加企业职工基本养老保险,县级财政予以适当补助;达到法定退休年龄时累计缴费不足15年的,可以缴

费至满 15 年,按月领取基本养老金或转入城乡居民基本养老保险,按规定享受相应的养老保险待遇。上虞区组织实施村级医疗卫生服务体系优化提升三年行动计划,按照"20 分钟服务圈"和组团覆盖、点式覆盖、巡回覆盖三种模式,覆盖率和规划内村卫生室规范化率达 100%;柯桥区探索定向招录的村级医疗机构从业人员交流机制,对已取得中级职称并在村级医疗卫生机构实际服务满 10 年的,择优选拔到乡镇卫生院和社区卫生服务中心交流,定向招录的村级医疗卫生机构从业人员在职称晋升、岗位聘任、绩效考核等方面与基层医疗卫生机构编内人员同等管理,收入标准参照镇(街道)医疗机构工资水平;嵊州市对符合条件的乡村医生由基层医疗卫生机构和个人按规定比例共同缴纳参保费用,其中基层医疗卫生机构缴费部分由财政予以补助;新昌县对新设置的村卫生室按每个村卫生室至少一名乡村医生的标准配置,经费由县财政保障。

五、完善"干得好"机制,优化基层医务人员执业环境

合理拉开基层医疗卫生机构和其他医疗机构的报销比例,如居民患高血压、糖尿病等 12 种慢性病在基层医疗卫生机构报销比例较其他二级定点医疗机构提高 10~20 个百分点;还可按照不超过 5% 的比例提取预留金,用于支持基层开展新技术、新项目等。同时,允许基层医疗卫生机构将每年业务收入的 3%~5% 作为人才建设专项资金,用于本单位的人才引进、学历提升和继续教育,并确保基层医务人员每 3~5 年到上级医疗机构免费进修学习 3~6 个月。如上虞区、新昌县财政安排医疗卫生人才建设专项资金,专门用于基层医疗卫生机构人才引进、学历提升、进修培训和继续教育。

全科医生驻村全覆盖
做好基层群众健康守门人

湖南省娄底市

习近平总书记在 2016 年全国卫生与健康大会上提出,要把健康守门人制度建立起来。2017 年初,娄底市积极响应,率先提出全科医生(助理全科医生)驻村全覆盖行动计划,五年来取得显著成效。截至 2022 年,全市注册全科医生达 1 980 人,每万居民拥有 5 名全科医生,提前完成"2030 年每万居民拥有 5 名全科医生"的目标任务。

一、加强领导,建立工作推进机制

(一)统筹谋划

娄底市将全科医生驻村全覆盖工作纳入全市重点民生实事,成立以市长任组长的娄底市全科医生驻村全覆盖行动计划领导小组,出台《娄底市全科医生管理暂行办法》等 5 个规范性文件,提出"以全科医生驻村全覆盖工作为基础,以村卫生室标准化建设和辅助诊疗人工智能系统建设为两翼"的工作思路。

(二)明确责任

全科医生驻村全覆盖工作由市卫生健康部门牵头,市编制、财政、人社等部门负责细化配套措施和指导督促工作,县市区政府履行主体责任。驻村全科医生由县卫生健康部门统一派驻进村,实行"县聘、乡管、村用"。

（三）加大激励

驻村全科医生除享受国家和湖南省有关职称晋升、津贴补贴等鼓励政策外，《娄底市全科医生管理暂行办法》规定基层全科医生工作经历作为县乡公立医疗机构新晋领导班子的必备条件。

（四）严格考核

建立健全全科医生驻村全覆盖考核机制，将其纳入各县（市、区）绩效考核重要内容，实行一月一调度，一季一督查，半年一总结，一年一考评。

二、加大投入，强化"留人""筑窝"保障

（一）强化编制保障

连续服务 5 年且考核合格的驻村全科医生，可办理入编手续。乡镇卫生院、社区卫生服务中心现有空编原则上用于公开招考全科医生，在编制总额内采取整合机构设置、优化编制结构、收回部分编制调剂解决全科医生驻村全覆盖的所需编制。

（二）强化经费保障

市县两级财政每年分别安排每人 1 万元、2 万元经费，用于基层医疗卫生机构全脱产转岗人员培训，充分保障全科医生实训基地建设和教学实践经费。共拨付 324 万元。

（三）强化设施保障

加强村卫生室标准化建设，将其纳入农村综合服务平台项目建设内容。由市组织、发改、卫健部门联合制定《村卫生室建设标准和设备配置标准》，共同组织实施。目前，已全面消除村卫生室"空白村"，完成 1 739 个村卫生室标准化建设，标准化达标率达 95.29%，配备健康一体

机 1 049 台,建成远程诊室 129 个。

三、引培并举,建强全科医生队伍

(一)开展培训

建立 3 个全科医生转岗培训基地,是湖南省全科医生转岗培训基地最多的市州。增设 4 个全科医生基层实践基地。连续 4 年争取全科医生转岗培训指标数居全省第一,共计 1 494 个,共招录培养农村订单定向免费医学本科生 117 名,招录培养贫困地区基层医疗卫生机构本土化人才 354 名。实施计划以来,全市全科医生数量增加 4.3 倍。

(二)实施招聘

面向全国招聘全科医生、执业医师、执业助理医师以及应届医学毕业生共 651 名。对招录人员中不具备全科医生资格的,本科毕业生选送参加 3 年全科医生规范化培训,要求在 2 年内取得执业医师资格。大专毕业生选送参加 2 年助理全科医生规范化培训,要求取得执业助理医师资格。执业医师选送参加 1 年转岗培训。

(三)提升能力

鼓励乡村医生积极报考国家乡村全科执业助理医师考试,免费发放考试指导用书。目前,全市在岗乡村医生 1 891 人,具有执业助理医师以上资格的比例占 54.67%,具有全科执业助理医师资格的比例占 22.55%。

四、抓实服务,守好群众健康大门

(一)切实抓好覆盖

全市全科医生 1 980 名已分批次全部派驻进村,全市 1 825 个建制村已经实现每个建制村有 1 名全科医生或助理全科医生驻村服务。

（二）切实抓严管理

对取得资质的全科医生实行选派管理，选派安排到本乡镇的建制村驻村服务，派驻期间实行乡镇卫生院和村委会双重管理。对具备全科医生资质的乡村医生实行"乡聘村用"，原则上派驻在其原服务村驻村，同样实行乡镇卫生院和村委会双重管理。对本乡镇卫生院或社区卫生服务中心取得资质的全科医生实行选派后仍有富余的实行委派管理，委派安排到县域内有需求的其他乡镇建制村开展驻村服务，派驻期间实行本乡镇卫生院、派驻乡镇卫生院、村委会三重管理。

（三）切实抓优服务

全科医生指导乡村医生开展基本医疗、基本公共卫生服务和健康扶贫工作的模式已基本建立，以全科医生为主体的家庭医生签约服务团队与农村居民签订服务协议开展签约服务已全面实施。驻村全科医生已成为村民"健康守门第一责任人"，"首诊在基层"的服务模式基本建成。

聚焦改革创新
实施"人才兴医、人才强卫"战略

福建省福州市长乐区

近年来,福建省福州市长乐区针对卫生技术人才缺口大、招聘难、留住难等问题,积极实施"人才兴医、人才强卫"战略,着力以改革的思路和办法破解卫生技术人才队伍建设发展难题,切实加强组织领导、强化政策保障,率先探索实施编外人员备案制管理,持续加大人才招聘培养力度,在卫生技术人才总体数量和队伍整体素质等方面都取得了显著成效。

一、加强组织领导、建立激励机制,全面强化政策保障

(一) 加强组织领导

长乐区委、区政府坚持把卫生技术人才队伍建设作为深化医药卫生体制改革、持续推进"健康长乐"建设的一项基础性工作,纳入区委人才办重点工作内容,从区委、区政府的高度进行统筹部署、跟踪推进,为"人才兴医、人才强卫"战略的落实提供了坚实的组织保障。

(二) 研究制定政策

在全市率先研究制定《关于引进高层次教育卫生技术人才的实施意见(试行)》(长委〔2019〕27 号)等系列文件,从生活津贴、购房补贴、人员编制、工资待遇、职务晋升、落户随迁及子女入学等方面全方位提

高卫生技术人才待遇,为高校毕业生及高层次卫生技术人才引进创造良好的政策条件。

(三)加大资金投入

明确提出,硕士研究生服务满 10 年给予 30 万元生活津贴和一次性给予 66 万元购房补贴;本科生服务满 10 年给予 10 万元生活津贴,对到乡镇卫生院工作的另行给予一次性 30 万元购房补贴;积极实施全科医师岗位津贴、学费代偿等补助政策,着力引导人才留在基层。2019 年政策实施以来,共招聘医学类卫生技术人员 909 名,其中硕士生 82 名,本科生 345 名。2022 年,共计发放各项卫生技术人才优惠政策资金 1 422 万元。

二、先行先试,大胆创新探索编外人员管理

(一)强化待遇保障

将控制数内编外人员有关政策待遇写入《关于引进高层次教育卫生技术人才的实施意见(试行)》(长委〔2019〕27 号)和《福州市长乐区深化医药卫生体制集成改革实施方案》(长医改组〔2021〕1 号)文件,明确控制数内编外人员与编内人员同工、同酬、同待遇,为备案制卫生技术人才落户就业提供了政策保障。

(二)强化晋升保障

持续深化职称制度改革,探索实施控制数内的编外人员职称晋升与编内人员一体化的岗位设置及职称评聘政策,实行控制数内编外人员与编内人员执行一致的岗位结构比例控制标准,分别独立设置使用,切实保障编外人员职称晋升空间。

(三)强化招聘保障

控制数内编外人员实行与编内人员一体化的招聘政策,同时动态

调整紧缺急需人才招聘指导目录,简化招聘程序,对本科及以上学历毕业生,采取专项公开招聘、直接面试方式予以招聘录用。自2018年在省、市率先探索控制数内编外人员备案制管理以来,全区累计招聘备案制编外人员876名,其中本科以上学历348名,一定程度上有效缓解了因编制不足而导致的卫生技术人才数量不足及"招聘难、留住难"的问题。

三、优化措施、多措并举,持续拓展招聘引进渠道

(一)积极改进人才招聘引进模式

持续扩大卫生技术人才招聘规模,并由区总医院牵头整合各分院编制,统筹使用、盘活存量,并委托福州市人才发展集团开展卫生技术人才专项招聘、社会公开招聘等相关事宜。同时持续通过高考、中考向省医科大学、省职业卫生技术学院、福清卫校等,选派、输送定向委培学生,有效增加卫生技术人才本地化培养渠道,增强卫生技术人才队伍整体素质和稳定性。2019—2022年,累计招聘引进各类医学人才955名,其中博士研究生1名、硕士研究生82名、本科生345名。

(二)着力创新柔性引才制度

鼓励支持医疗机构通过多种方式加强与上级医院的协作,大力引进专家团队,目前4家二级以上医院与相关省属医院合作成立"名医工作站"1个、"名医工作室"16个,5家乡镇卫生院和社区卫生服务中心与相关市属医院合作成立"名医工作室"6个。

四、创新模式、拓宽渠道,大力提升人才队伍素质

(一)多渠道加强卫生技术人员业务培训

建立健全住院医师、全科医师常态化培训机制,同时依托福建中医药大学、福建卫生职业技术学院长乐区医院教学基地、各专家工作站

(室)和区卫生进修校,由区总医院牵头开展各类业务培训,全面加强区、乡、村三级医疗机构人才的业务培训。

(二)拓宽高层次卫生技术人才培养渠道

加强与域内滨海华山医院、省康复医院长乐院区等高水平医院的协作,通过贯通融合、联合发展临床专科的方式,促进学科带头人培养;鼓励支持有关医疗机构积极参加各级各类医联体,并通过"派出去、引进来"的方式,有效发挥医联体在管理、设备、技术、人才、信息等方面优势,为域内卫生技术人员争取更多的业务学习和培训进修机会,积极促进高层次医学人才培养。2018—2022 年,共选派 412 名骨干医师赴省内外三甲医院进修学习。

通过努力,长乐区卫生技术人员总数大幅增加,整体素质明显提升,很大程度上缓解了卫生技术人员数量不足、能力不强问题。截至2022 年,全区卫生技术人员总数 2 749 名,较 2018 年增加 591 名,增加了 27.4%;其中本科以上学历 1 257 名,较 2018 年增加 382 名,增加了43.7%;高、中级职称卫生技术人员 999 名,较 2018 年增加 318 名,增加了 46.7%。

第五部分

健康管理

单病种群体管理
构建大健康服务新理念

山东省潍坊市

山东省潍坊市以国家和省级基层卫生健康综合试验区建设为契机,在全域实施"三高共管、六病同防"医防融合慢性病管理模式基础上,依托"大数据整合赋能、大团队融合服务、大机制联合推进",创新提出单病种群体管理理念,铺设全链条、全生命周期健康管理新路径,不断夯实以基层为重点的分级诊疗制度,初步构建起整合型医疗卫生服务体系。

一、构建思路

单病种群体管理,2021年由潍坊市卫生健康委最早探索实践。围绕疾病人群健康管理,着重把二级预防(早发现、早诊断、早干预)与三级预防(防功能障碍、防病情加重、防残疾、防复发)、医疗秩序管理与临床医疗康复、前期服务与后期随访整合成一个完整的健康管理过程,对每个患者不同节点的健康需求实现全过程管理。基于群医学理论,赋予临床医生和家庭医生新的责任,三级医院首席临床医生制定和完善单病种群体管理指南,基层医疗卫生机构家庭医生负责具体落实,临床医生与家庭医生结成伙伴关系,将同一种疾病的患者作为一个群体,提供"疾病筛查、疾病评估、就医指导、基层首诊、双向转诊、随访服务"6个环节的全链条健康管理,纵向上实现各级医生连续性地对各个疾病的"管",横向上实现同级全科和专科医生综合性地对每个人的"管",建立了跨层级、跨机构、跨隶属关系的整合型健康服务路径。

二、主要做法

（一）强化信息系统一个支撑，让健康数据"活"起来

一是建立单病种群体管理信息系统。为打通"信息孤岛"，解决居民健康信息碎片化问题，将"沉睡"的电子健康档案激活，潍坊市投入200余万元，研发单病种群体管理系统。该系统基于家庭医生签约、基本公共维护、健康查体、疾病监测、HIS 等各应用系统构架而成，将居民日常接受医疗卫生服务时形成的各种健康信息数据汇集起来，形成居民诊疗和健康管理时间轴，便于家庭医生和临床医生实时掌控患者健康状况，为每个人建立全生命周期健康管理档案，为全人群建立健康管理大数据库，把健康信息作为重要公共资源管起来。

二是加强单病种群体管理信息系统的应用。各级卫生健康监管部门、临床医生和居民通过单病种群体管理系统管理端、医疗卫生机构服务端、居民自我健康管理手机 app 客户端，可分别实现智慧监管、远程诊疗、在线建档、签约、个人健康档案查询、用药体检记录、检验结果等功能。基于健康档案，基层医疗卫生机构主要为居民提供三项服务。①早诊断：针对健康档案信息，依托辅助诊断系统，在疾病筛查和评估中实现早诊断，为疾病早干预提供依据。②健康评估报告：利用健康评估报告管理系统，对健康档案中异常信息进行分析，揭示其医学意义，提出健康建议，形成健康评估报告，定期向居民推送，指导居民对自身健康状况正确认识，为自我健康管理提供依据。③个性化健康教育处方：利用健康教育处方管理系统，针对居民健康档案反映出的健康状况，提出个性化健康教育建议，形成个体健康教育处方，为居民自我健康管理提供指导。

三是推动单病种群体管理信息系统的升级。潍坊市将依托国家公立医院改革与高质量发展示范项目，投入 5 000 万元布局"1+13"的基层数字化管理服务系统，推动单病种群体管理系统迭代升级，配套研发

SOAP(subjective,objective,assessment,plan)全科病历在内的 13 项应用辅助系统,以人工智能高水平应用赋能基层卫生发展,支撑分级诊疗制度落实。

(二)创新服务主体三项制度,让健康服务"融"起来

一是建立新型家庭医生制度,实施个体病例链条式管理。潍坊市在实施"三高共管、六病同防"基础上,建立糖尿病、高血压等 60 种基层重点疾病人群健康管理模式,彻底改变慢性病"碎片式"服务问题。以乡镇为单位,赋予家庭医生新的职责,设置专门岗位,由家庭医生(含具备能力的乡村医生)按照每一种疾病的一体化诊疗服务管理指南,配备智慧化随访设备和诊疗设备,对签约居民实施疾病筛查、疾病评估、就医指导、基层首诊、双向转诊、随访服务等"串联式"管理服务,打造家庭医生成为居民依靠的"就医熟人"制度。家庭医生开展健康管理,包括疾病筛查、疾病评估、就医指导、基层首诊、双向转诊和随访服务;同时,基层临床医生开展基层首诊,上级医院临床医生开展双向转诊,接受基层家庭医生双向质控。通过实施个体病例链条式管理,加强了基层医疗卫生机构"医师团队、就医流程、就医秩序、组织管理"四个整合,实现对疾病、患者、就医全方位精细化管理,建立起分级诊疗秩序的"就医管家"新机制。

二是建立临床首席医师制度,实施单病种患者群体管理。赋予二、三级医院专科医生新的职责,充分挖掘临床医生医疗服务提供活力,建立起以三级医院为主体、二级医院为枢纽、一级医院为基础的单病种群体管理联盟,发挥 3 个层级临床医生服务优势,由临床首席医师组织专科医生、家庭医生、公共卫生医师共同制定单病种群体管理指南,目前已制定 60 种。临床医生在继续一个一个诊疗疾病的同时,对自己擅长的一种疾病牵头进行一群一群的"管病",并指导家庭医生诊疗服务,一起提供连续性、协同性和综合性的医疗服务,带动提升家庭医生管理和基层专科医生首诊服务水平,引导就医流向,维护就医秩序,平衡医疗信息不对称,实现基层首诊、双向转诊、分级诊疗。

三是建立基层首席公共卫生医师制度,实施慢性病医防融合协同

管理。赋予专业公共卫生人员新的职责,创新定位专业公共卫生人员居民健康守望者、健康干预师、健康效果评估师、公共卫生规划师"四个角色",与基层医疗卫生机构一起为群众提供医防融合协同管理和健康干预服务。在基层首席公共卫生医师的岗位职责、评选条件和流程、聘用管理和激励等方面进行大胆探索,落实了财政补助经费和职称评聘待遇,全面建立起"靠前一步、提前介入、后续追踪、全程管理"的医防融合服务新模式,引导和激励公共卫生人才、资源向基层下沉流动,上下融合发展。

(三)完善组织保障三项机制,让健康阵地"硬"起来

一是完善协调推进机制。建立起围绕居民健康需求的基层卫生平台推进运行机制,由市长定期调度协调部署,各部门主要负责人汇报工作进度。以国家级基层卫生健康综合试验区寿光市为样板,全面推进省级综合试验区建设,探索实施紧密型乡村卫生一体化管理,促进城乡统筹、区域协调、医防融合。

二是完善协同联动机制。潍坊市卫生健康、医保部门确定 60 个"基层病种",在一、二、三级医院间实现同病同价。市财政部门投入 7 200万元,围绕"一老一小"和慢性病重点人群,由基层医疗卫生机构免费提供六项医疗服务,包括 65 岁及以上老年人每年免费 1 次尿酸检测和 1次双肾彩超检查,糖尿病患者每年免费提供 12 次血糖监测,就诊居民免收非注射型一般诊疗费,就诊居民免费提供 42 种健康教育处方服务,对 0~6 岁儿童免费提供 3 天共计 6 贴中医贴敷服务和 3 天共计 3 次中医推拿服务。市直九部门联合印发《潍坊市县域医疗服务次中心建设指南(试行)》,在全省率先启动县域医疗服务次中心建设工作,已建成14 处县域医疗服务次中心,筑牢与健康中国和乡村振兴战略相匹配的乡村医疗服务阵地。

三是完善运行保障机制。潍坊市委、市政府先后印发《关于全面推动政策落实办好基层卫生十件实事的通知》《关于加强和规范(镇)街卫生院管理服务工作的通知》,提出加大基层卫生财政保障力度,落实"两个允许"要求提高绩效工资水平,推进空编补齐,完善基层岗位设置和

职称管理,提高基层医保支付比例等措施,完善基层医疗卫生机构运行保障。

三、主要成效

(一)完善了医防融合管理模式

潍坊市成立单病种群体管理质控中心,不断加强质控,5 575 名二、三级临床医师指导基层 3 819 个家庭医生团队,为居民及时、精准地提供预防、保健、医疗、康复整合型服务。215 名市县两级基层首席公共卫生医师每月至少 5 天下沉基层指导公共卫生工作,协助开展社区诊断和健康干预,医防融合水平明显提升。51 名省级、20 名市级"业务院长"以基层医疗卫生机构为平台开展签约服务,优化了基层卫生服务供给。

(二)促进了公共卫生服务深入开展

通过加强单病种群体管理,促进电子健康档案的规范性和应用性,2022 年潍坊市规范化电子健康档案覆盖率达 71.6%、动态使用率达 69.21%;促进了家庭医生签约服务工作,2022 年潍坊市常住居民家庭医生签约率达 53.2%,其中 65 岁以上老年人家庭医生签约率达 91.1%;促进了慢性病医防融合管理,单病种群体管理系统纳入"三高"管理的慢性病患者 49.8 万人,健康评估干预率达 100%,基层医疗卫生机构高血压患者规范化管理率达 75.4%、糖尿病患者规范化管理率达 75.1%。

(三)提升了基层卫生服务能力

单病种群体管理促进了基层医疗卫生机构基础设施和装备条件明显改善,14 处具备一定能力的中心卫生院提升为县域医疗服务次中心;乡镇卫生院、社区卫生服务中心全部达到国家"优质服务基层行"活动基本标准,43.7% 机构达到推荐标准;建成中心村卫生室 625 处;打造市级基层特色专科 150 处,80% 的乡镇卫生院能够识别和初步诊疗 80 个以上病种,70% 的乡镇卫生院能够开展二级手术,90% 的乡镇卫生院开展远程影像、76.5% 的乡镇卫生院开展远程心电，基层医疗卫生服务能力明显提升。

（四）加强了基层卫生人才队伍

多渠道引进医学专业高等学校毕业生到乡村两级医疗卫生机构从事单病种群体管理工作，推进了家庭医生队伍正规化建设，村级医疗卫生人员中大专以上学历或执业（助理）医师 6 586 人，占比 69.9%，居全省前列。19 人被评为"齐鲁基层名医"、79 人被评为"潍坊基层名医"，群众在家门口就能享受优质医疗服务。

全面推进"五小"健康促进行动 提升群众健康管理水平

山西省运城市万荣县

近年来,万荣县瞄准"以人民健康为中心"这一主题,按照切口小、发力准、效果好的标准,利用群众触手可及的身边场所、环境,通过群众喜闻乐见、普遍认同的形式,关注重点人群、特殊群体,广泛开展以"健康小屋、健康小院、健康小喇叭、健康小讲堂、健康小分队"即"五小"为主要内容的全民健康促进行动,普及全民健康知识,传播健康理念,探索建立健康促进长效机制,不断满足人民对美好生活的向往。

一、主要做法

(一)"小阵地"托起"大服务"

"健康小屋"建设在全县公园、广场、乡镇卫生院等人流密集的公共场所和建成的美丽乡村试点。主要有 4 个功能,一是群众自诊自测,群众可以根据健康指引进行体质检测、健康评估等服务,实现对疾病的早发现、早诊断、早治疗、早康复;二是配置自动体外除颤仪,开展应急救护知识和技能培训,提高公众防灾避险、自救互救能力;三是作为健康小讲堂和义诊活动开展点;四是作为党员先锋岗,县级医院专家及科主任中的党员,定期到各乡镇健康小屋进行义诊,与居民面对面、一对一开展个性化健康教育,切实起到"示范引领,辐射带动"的作用。万荣县已在全县建成 23 个"健康小屋"。

（二）"小院落"搭起"大平台"

万荣县创新推出了"1+1+X"的健康小院工作模式，即：一院、一群、若干户。"**一院**"就是将热爱健康、热心公益的本人院落打造成辐射本巷、带动本村的健康小院，同时探索医养结合的新模式，将有条件的村级日间照料中心打造成承载着村民拥有健康生活方式的小院，实现老有所住，老有所依，老有所乐；"**一群**"就是探索开展健康自我管理，组建各种慢性病自我管理小组等活动小组，充分利用微信群等即时通信工具，发挥群主示范引领作用，组织开展各种健康教育活动；"**若干户**"就是探索组建健身运动快乐户，鼓励社会组织、俱乐部、协会组织开展群众喜闻乐见的体育健身活动。截至 2022 年，已组建健康小院 223 个，覆盖人数 22 817 人；建有 349 个村级居民健康服务微信群，覆盖人数 102 817 人；建有 366 个村级居民健康服务微信群，覆盖重点人群 135 744 余人，累计发布健康服务信息 21 647 条。建立体育健身微信群 246 个，通过微信群发送健康运动小视频及体育赛事活动、培训通知等 482 条，举办各项目义务培训太极拳、健身气功、广场舞、乒乓球、轮滑、羽毛球、体育舞蹈等达一百场次以上，成为面向公众推广健康生活方式的重要渠道和平台。

（三）"小喇叭"奏响"大合唱"

万荣县将全县 207 个"村村响"喇叭打造成传播公共卫生健康的"健康小喇叭"，利用群众早晚闲暇时间，免费为他们播放相关医疗内容和多种医学健康知识。每天村里的喇叭会按时响起，有短小精悍、引经据典的"快板书"；有生动活泼、寓教于乐的"小笑话"；有参与性广、吸引力强的"你问我答"；有身边熟悉、可信可学的"典型人（事）"；有面向群众、随处可为的"微活动"，提高了群众的"抬头率""点头率""关注率"。让更多老百姓在日常生活中能轻松了解到健康教育知识、慢性病防治知识、季节性传染病的预防知识、预防接种知识、医保政策等内容，潜移默化中改变不良生活习惯。截至 2022 年，已录制音频 1 368 条，涉及高血压、糖尿病、健康饮食等 53 个方面。

（四）"小讲堂"讲出"大健康"

健康小讲堂主要有三种形式。一是以健康教育进机关、进社区、进学校、进农村、进企业、进家庭"六进"为载体,全方位、多角度构建立体、多元的"健康小讲堂"。二是针对合理膳食、科学就医、烟草控制、食品安全、卫生应急、职业病等重点领域,毒品、艾滋病、结核病等重点疾病,妇幼、老年人、残疾人、流动人口等重点人群,有针对性地配备盐勺、生熟砧板、毛巾、牙刷、体育健身用品等健康实用工具,免费发放群众。三是结合基本公共卫生服务项目,在开展高血压、糖尿病、结核病、重症精神障碍规范管理的基础上,依托家庭医生签约服务,为患有脑血管病、冠心病、慢阻肺、类风湿关节炎、重型老年慢性支气管炎等慢性病及患有氟中毒、碘缺乏病等地方病的人群开具"贴心卡"。截至 2022 年,共免费发放健康实用工具(宣传品)31 101 份,针对特定人群发放"贴心卡"(健康教育处方)15 038 份,开展健康知识小讲堂活动 1 200 余场次,覆盖人群达 13 余万人次。

（五）"小分队"激发"大能量"

依托县级医疗机构、各乡镇卫生院、社区卫生服务中心建立 17 支"健康小分队"。主要督导检查健康促进行动的落实情况,每月一次下乡入村送医、送药、送健康,对行动不便的患病群众上门服务,把专家义诊安排在群众家门口,对卫生院医务人员实施一对一帮扶。截至 2022 年,共进行巡回义诊 467 次,服务社区 30 次,服务行政村 564 次,服务人群累计 61 377 余人次。开展业务查房 200 余次,门诊坐诊 250 余次,知识培训 677 人次,一对一指导 41 人次。

二、主要成效

（一）提高了居民的健康素养

通过推进"五小"健康促进行动,群众在身边的公园、广场、巷道、广播等就可以便捷地获得健康知识,而且以快板、评书等群众喜闻乐见的形式,更容易提升他们的健康素养。社区筛查、健康问卷、家庭医生签约、日常诊疗过程中的调查显示,万荣县健康素养水平从 2020 年的 23.8% 提高到 2022 年的 28.3%。

(二)提高了居民就医便捷性和邻里关系融洽性

在具备条件的行政村(村集体广场、卫生室、日间照料中心设置在一起)集中建设"健康小屋、小院、小喇叭、小讲堂",群众在同一地点就能完成运动健身、买药、量血压、测血糖、接受健康宣教等多种服务。这种医防融合、医体融合的新型服务模式成本很低,但是效果很好,不仅增强了群众的健康意识、健康水平,而且通过一起运动、聊天,改善了邻里关系。

(三)提高了居民的健康水平

通过"五小"健康促进行动,引导群众树立健康第一责任人的意识,学习健康知识,提高健康素养,改善健康生活方式,促进健康水平整体提升。2022 年,万荣县县域内住院人次同比 2021 年降低 2.1%,高血压患者规范管理率为 90.89%,同比增加 4.11%,糖尿病规范管理率达 87.55%,同比增加 4.61%。

聚焦医防融合 创新管理模式
探索建设标准化代谢性疾病管理中心

江苏省常州市溧阳市

近年来,溧阳市坚持以"人民健康为中心"的理念,聚焦医防融合,创新健康管理模式,以糖尿病为切入点,探索建设标准化代谢性疾病管理中心,统筹推进高血糖、高血压、高血脂、高尿酸"四高"规范化健康管理,从单病种防治为主的慢性病健康管理模式走向多病种共防、共治、共管的一体化管理模式,切实做到慢性病早发现、早诊断、早治疗、早管理,为人民群众提供全方位全周期健康管理服务。

一、主要做法

(一)建设标准化代谢性疾病管理中心服务网络

溧阳市政府将标准化代谢性疾病管理中心建设作为重点工程加以推进,投入900万元建设资金,其中,市财政落实550万元以奖代补建设经费,市卫生健康局制定建设实施方案,统筹推进。2020年溧阳市人民医院开展标准化代谢性疾病管理中心市区域中心建设,依托上海市瑞金医院的标准化代谢性疾病综合管理平台,按照建设标准,为内分泌科添置神经传导测定仪、肢体动脉硬化检测仪、内脏脂肪分析仪、全自动眼底相机、肝脏纤维化和脂肪化测定仪、快速糖化血红蛋白检测仪、快速尿微量白蛋白和肌酐比检测仪、双能X线骨密度检测仪等设备,年内区域总中心运营指标达到瑞金医院全国总中心质控要求。2021年,在 2 家乡镇卫生院试点建设基层分中心,设立独立区域,划分医生诊室、检查室和接待台等功能区,统一配备全自动眼底相机、肢体动脉硬化检测仪。2022 年,在总结试点工作的基础上,在全市 17 家乡镇卫生院全面开展基层分中心建设。目前,已建成市、镇两级全覆盖的代谢性疾病管理中心服务网络,依托标准化代谢性疾病综合管理平台,市区域中心和基层分中心上下联动、分级诊疗,开展网格化、同质化的代谢性疾病管理工作。

(二)培育基层慢性病首席健康管理医师队伍

2019 年起,市卫生健康局先后组织实施"基层糖尿病首席健康管理医师"和"基层高血压首席健康管理医师"两个培训项目。将市人民医院作为全市基层糖尿病首席健康管理医师培训基地,市中医院作为全市基层高血压首席健康管理医师培训基地,聘任基地医院内分泌科和心内科科主任为基地首席带教老师。乡镇卫生院推荐有 5 年以上工作经验且从事慢性病健康管理的内科医生作为学员。每期 6 个月,分为理论学习、脱产临床实践和社区实践 3 个阶段,市卫生健康局统一组织考核,并为合格者发放证书。2020 年,根据标准化代谢性疾病管理中心建设要求,实施"基层首席糖尿病健康管理护士"培训项目,依托市人民医院内分泌科,每期 3 个月,脱产培训基层首席糖尿病健康管理护士。

截至 2022 年底,全市培训了 18 名基层首席糖尿病医师、17 名基层首席高血压医师、14 名基层首席糖尿病健康管理护士,实现了每家基层分中心至少有 1 名合格的基层首席糖尿病健康管理医师和护士,以及基层首席高血压健康管理医师。

(三)打造慢性病管理"四个一"服务模式

在标准化代谢性疾病管理中心服务网基础上,不断创新服务模式,结合本地实际情况,打造"四个一"服务模式。

一是一中心诊疗。在疾病诊治上,标准化代谢性疾病管理中心诊断治疗进一步优化了普通内分泌科的诊治流程和规范。在患者管理上,所有人员采用统一理念、统一方式、统一规范,做到同质化服务。

　　二是一站式服务。在标准化代谢性疾病管理中心,患者可以进行从问诊到检查的一站式服务,身高、体重、血压、血尿、眼底、动脉硬化等各种检查均可在中心完成,提高了效率,改善了患者就医体验感。

　　三是一标准质控。采用标准的装修、标准的诊断治疗包、标准的数据录入、标准的质量控制,依托总中心、省级中心、市级中心三级医院健全的多学科诊疗实力,实现综合化的患者疾病管理。

　　四是一线式管理。中心通过大数据和手机 app 的应用,让患者在院外接受院内管理,患者可接受服药提醒、记录个人病情、查看报告和记录;医生可及时了解患者的相关指标,为患者调整治疗方案;预警和复诊提醒,为预约下次门诊做好准备;进行疾病宣教等服务。

（四）建立慢性病分级诊疗及双向转诊互联网平台

　　加强信息化建设,推动分级诊疗和双向转诊的制度落实落地。全市所有标准化代谢性疾病管理中心统一安装使用大数据云平台,所有诊疗和随访等数据均直接上传信息系统,让患者享受到更加及时、便捷、有效的服务。依托标准化代谢性疾病管理市区域中心和基层分中心的上下联动,实现了患者病情资料、检查、检验等数据互联互通,市区域中心将病情平稳的患者转至基层分中心;各基层分中心就诊的疑难、危重、合并多种并发症等患者转至市区域中心,实现慢性病管理的分级诊疗和院内院外的联动管理。

（五）推进医防融合慢性病管理工作

　　一是上级医院专家和家庭医生团队相融合。市区域中心专家作为家庭医生成员加入基层分中心的家庭医生团队,按照"知情同意、自愿签约"的原则,与患者签订家庭医生服务协议书,市区域中心专家作为家庭医生团队成员定期为签约患者提供方便、快捷、专业、标准化的诊疗和健康管理服务。

　　二是公共卫生服务和医疗服务相融合。在市区域中心和基层分中心诊间,将内分泌科、心内科、肾内科等临床专科进行了业务融合,接诊医务人员在诊疗过程中,统筹进行高血糖、高血压、高血脂、高尿酸"四高"诊疗,同时提供国家基本公共卫生服务项目健康管理有关服务。

三是临床诊疗信息与公共卫生服务系统相融合。打通了临床 HIS 系统与公共卫生服务系统。在标准化代谢性疾病管理中心诊间,临床 HIS 系统采集到的信息,可通过信息系统自动录入基本公共卫生服务系统,家庭医生无须重复录入,大大减少了基层医务人员的工作量,节省精力做优做好服务工作。

二、取得成效

通过标准化代谢性疾病管理中心,构建了标准化的基层医疗卫生机构慢性病健康管理流程,市区域中心和基层分中心形成了上下联动的管理模式,打通信息管理平台,实现了家庭医生签约、基本公共卫生服务和基本医疗服务信息互联互通,为人民群众提供更加优质、高效、便捷的服务,取得了显著效果。

(一)家庭医生签约率明显增加

2022 年,全市一般人群家庭医生签约率达 45.38%,比 2021 年增长 11.5%;重点人群签约率达 75.17%,比 2021 年增长 15.9%;2 型糖尿病患者签约人数 17 887 人,签约率达 77.88%,比 2021 年增长 21.3%;基层首诊签约 50 352 人,签约率为 22.4%,比 2021 年增长 15.22%。

(二)基层服务能力明显提升

2022 年,全市乡镇卫生院慢性病患者就诊率和复诊率比 2021 年上升 20% 以上,慢性病住院收治人数增长 15%,医疗业务收入增长 13%,拓展检查(诊疗)项目 7 项。

(三)慢性病健康管理效果良好

2022 年,糖尿病健康管理率比 2021 年上升 4.5%,糖尿病规范化健康管理率上升 8%,高血压健康管理率上升 3%,高血压规范化健康管理率上升 4%。市级医院糖尿病并发症入院收治患者数下降近 10%,全市糖尿病患者医疗总费用下降 3%。一体化诊疗模式和信息化管理平台，改善了患者就医感受度、提高了医生服务效率、增强了糖尿病健康管理效果。

（四）基层科研能力逐步提升

标准化代谢性疾病管理中心为临床糖尿病控制方案的选择和并发症防治提供了大数据支撑。多中心数据共享便于基层医疗卫生机构开展基于该数据库的慢性病防治科研项目，逐步提升基层科研水平。

建立"分级分类"模式
打造"健康管家"服务

江苏省扬州市宝应县

2022 年,宝应县通过优化服务流程,逐步建立医防融合签约服务机制,进一步优化"首席家庭医生"机制,试点建立县、镇、村"三位一体的"签约慢性病患者管理模式,打造"健康管家"服务,稳步推进全县慢性病患者签约服务新模式。

一、建设思路

建立县镇慢性病管理中心,优化县镇首席家庭医生机制,对签约慢性病患者建立村、镇、县三级管理体系,形成村级常态化健康管理、镇级一般治疗管理、县级高危治疗管理的模式,即"三位一体"管理模式,打造分级目标签约服务新样板,进一步推进分级诊疗制度。积极增加家庭医生签约服务供给,强化签约服务内涵,健全签约服务激励和保障机制,强化政策协同性,夯实签约服务政策效力,推进家庭医生签约服务高质量发展。

二、主要做法

(一) 优化"首席家庭医生"机制,明确服务团队职能

一是分级管理,创新"首席家庭医生"机制。进一步统筹县镇专家资源,建立县镇两级"首席家庭医生"聘用管理机制,强化对基层签约目标患者精准管理,提供更高效、更优质、更规范的慢性病管理服务。在

县级龙头医院专家中,聘请糖尿病、高血压、慢阻肺、肿瘤等单病种"县级首席家庭医生",负责指导全县家庭医生签约居民管理,开展针对性的慢性病诊疗和管理指导。各镇卫生院、社区卫生服务中心分别遴选聘请单病种"镇级首席家庭医生",负责指导本镇健康服务团队对签约慢性病患者开展慢性病管理。

二是优化结构,遴选"优质高效"团队。进一步优化家庭医生签约服务团队成员,遴选业务能力强、统筹能力优、综合素质高的人员担任团队长;选择能够上下联动,交流沟通能力强的人员担任家庭医生助理,帮助家庭医生完成相关保障工作;选择能够及时、方便联系地方群众的村干部等人员担任网格长。同时制定家庭医生签约服务相关工作制度,明确首席家庭医生和家庭医生团队的分工、职责等,加强合作,形成合力。

三是建章立制,严格"惩戒激励"管理。明确首席家庭医生工作职责,主要承担业务培训、教学查房、远程会诊、健康管理、预约诊疗等工作任务,细化量化年度、月度具体工作任务,要求各受聘首席家庭医生认真履职尽责,切实发挥好指导、服务和管理的作用。建立首席家庭医生工作考核机制,考核结果与其技术岗位聘用、评先评优、县级名医评审、专家工作室申报等工作挂钩。同时,建立首席家庭医生工作激励机制,通过调整绩效奖金,进一步激发首席家庭医生的工作热情和动力。

(二)成立"管理中心",提升慢性病管理效能

一是成立慢性病管理中心。县人民医院成立县级慢性病管理中心,各镇卫生院(社区卫生服务中心)成立镇级慢性病管理中心。县级慢性病管理中心专门负责上下联系、协调专家、预约诊疗、远程会诊等工作。镇级慢性病管理中心统筹负责全镇健康服务团队管理、组织协调、绩效考核等,保证家庭医生签约服务工作管理有序、服务高效、运转协调。

二是设立慢性病服务窗口。在县人民医院大厅导医台设立"慢性病管理服务台",设置"家庭医生服务热线电话",专门为签约居民提供电话咨询、预约诊疗、双向转诊等帮办服务,热线电话24小时有人接听。各镇卫生院(社区卫生服务中心)在门诊设立签约居民挂号窗口,对签

约居民享有优先挂号,开通"绿色通道"。同时结合签约居民基本健康情况,通过面对面、电话、社交软件、家庭医生服务和管理信息系统等多种形式,为签约居民提供包括健康评估、健康指导、健康宣教、疾病预防、就诊指导、医保帮办等针对性健康咨询服务,密切签约双方关系,发展长期稳定服务关系。

三是建立纵向协作通道。加强家庭医生团队与扬州大学附属医院、县人民医院等医联体单位协作,对确需转诊的签约居民由家庭医生服务管理中心及时予以转诊。同时医联体医院预留家庭医生一定比例医院专家号、床位等资源,拓宽上转渠道。

(三)严格"规范规程",实施全程闭环管理

一是规范慢性病标准操作规程(standard operating procedure,SOP)**管理。**利用 SOP,通过家庭医生服务团队、糖尿病专科门诊和糖尿病筛查工作站,依托网格点签约服务、老年人健康体检、健康管理中心等,建立"筛查 - 登记 - 分类 - 管理 - 随访"机制。

二是严格分级精准管理。严格制定慢性病分级标准,按照危险程度分为低危、中危、高危 3 级,指标控制正常的低危签约慢性病患者由家庭医生服务团队管理;中危患者交由镇首席家庭医生管理,重点指标平稳后,转由一般签约团队管理;高危患者通过慢性病管理中心联系县慢性病管理中心及时转诊,待重点指标正常后转至镇慢性病管理中心,再交给一般签约团队继续管理,或邀请市县首席家庭医生进行会诊。

三是强化全程闭环管理。以首诊签约服务形式开展基本医疗和个性化健康管理。对首诊签约居民慢性病患者实施健康管理,包括:健康调查、健康监测、健康评估、健康干预 4 个步骤,开展体检预约或临时现场预约→体检收集健康信息→建立健康档案→健康评估→健康预测→制定健康计划→健康教育及干预→健康改善状况评估→制定新的健康计划→周而复始跟踪服务,使健康管理形成一个闭环链。

四是加强全专结合。通过县人民医院专科医生直接参与签约服务、家庭医生经绿色通道优先转诊专科医生等形式,为签约居民提供"一站式"全专结合服务,加强全科和专科医生的协作,促进基层医防融合,增

强签约服务的连续性、协同性和综合性。

（四）强化"多维保障"，确保服务做细做实

一是加强技术支撑。目前，全县建立县、镇、村三级签约慢性病患者管理网络，通过组建相关微信群，将各镇具体负责人纳入微信群管理，通过微信群发布月度工作计划、人员安排、上下转诊信息，确保上下信息联络畅通。

二是创新关键绩效指标（KPI）考核。建立 KPI 考核机制，围绕签、约、履、管、续全过程，突出"服务数量""服务质量""服务效果""满意度"4 个维度，紧扣"续签率""复诊率""随访率"等关键指标，进一步明确目标考核导向，指导家庭医生做实做细签约工作，增强考核的科学性、公正性、激励性及导向性，确保了科学公正、质量优先、多劳多得、优绩优酬。

三是落实经费保障。县人民医院作为全县慢性病管理中心建设龙头，安排专项资金 20 万元用于对 4 个首席家庭医生团队考核，各镇在家庭医生签约服务经费中安排 30% 经费用于签约慢性病患者筛查、分级管理奖励，从经费上保障项目有效推进。

四是强化政策宣传。县卫生健康委向签约居民发放"建立县、镇、村三位一体管理模式，打造分级慢性病签约服务新样板"宣传折页 10 000 份；基层医疗卫生机构公示首席家庭医生基本信息、24 小时联系号码，让签约居民根据自身所患慢性病的病种，选择首席家庭医生。

三、取得成效

一是签约群体明显扩大。2022 年，全县一般人群累计签约 27.9 万人，签约率达 40.93%；首诊签约 6.87 万人，签约率达 24.88%；续签率达 82.39%；慢性病等重点人群签约 24.24 万人，签约率达 76.32%，其中高血压患者签约 52 812 人、糖尿病患者签约 16 826 人、高血压合并糖尿病患者签约 9 269 人、肿瘤患者签约 5 496 人、慢阻肺与慢性支气管炎患者签约 2 944 人。通过多方式宣传、建立签约居民慢性病管理新模式，签约居民满意度得到明显提升,满意率达 93%。

二是慢性病管理能力明显提高。全县基层医疗卫生机构对签约高血压、糖尿病、高血压合并糖尿病、肿瘤、慢阻肺与慢性支气管炎 5 个病种开展筛查工作,筛查人数分别为 43 976 人、14 260 人、5 413 人、4 101人、2 346 人。全年镇级首席家庭医生管理中危签约慢性病患者 4 571 人;累计上转高危签约慢性病患者 395 人,下转康复期签约慢性病患者 386人。县慢性病管理中心安排首席家庭医生开展基层慢性病管理业务培训 51 场次,受益 1 600 余人次;安排会诊人次、教学查房 302 人次;健康讲座及义诊 166 场次,受益 6 500 余人次。

数字化赋能 路径化管理 指数化评价 推进两慢病医防融合综合改革

浙江省杭州市余杭区

浙江省杭州市余杭区依托区域医共体"大平台"机制,以慢性病一体化门诊建设为载体,实施慢性病数字化赋能、抓实慢性病路径化管理、创新慢性病管理指数化评价,深入推进高血压、糖尿病(以下简称"两慢病")分级诊疗综合改革,不断探索慢性病健康管理"医防融合"的广度和深度。

一、改革背景

基层医疗卫生机构两慢病诊疗水平不高,主要体现在全科医生学历水平普遍较低,循证医学意识薄弱。同时,基层全科慢性病诊疗缺乏质量控制体系,全科医生专病能力建设存在系统短板。诊疗水平的参差直接决定了慢性病管理质量的高低,且基层慢性病诊疗管理医防分离,慢性病健康管理的真实性、规范性、有效性一直得不到保障。针对上述问题,余杭区从制度建设入手,建立慢性病路径化管理清单,通过信息化支撑实施数字化改革,以补偿机制改革和当量化绩效考核为抓手,不断推动两慢病医疗和预防的有机融合。

二、具体做法

（一）路径化管理，清单序贯实现医防融合

一是清单式路径整合。医防分离的最大问题是临床诊疗路径和公共卫生管理路径的分离，诊疗路径和管理路径的融合是医防融合的前提。余杭区以《国家基本公共卫生服务规范》（以下简称《规范》）和《国家基层高血压糖尿病防治管理指南》（以下简称《指南》）为依据，认真梳理《规范》的管理指标和《指南》的诊疗指标，整合成标准化的诊疗管理内容清单。以清单内容制定全科门诊慢性病诊疗管理的 SOP，以 SOP 形式固化全科门诊两慢病工作内容，以路径化管理实现全科门诊医防融合。

二是一体化门诊建设。清单式的诊疗管理路径内容大于传统的全科门诊诊疗路径内容，导致全科两慢病医防融合诊疗模式比传统模式耗时费力，患者的接受程度和医生的执行程度不高。要实现医防融合诊疗模式的推广和普及，传统的全科门诊流程已经无法满足工作需要，亟须实施流程改造。余杭区探索以"慢性病一体化门诊"的形式，将慢性病"筛查 - 评估 - 干预 - 治疗 - 康复"各个服务环节整合在一起。将传统全科慢性病诊疗流程切分成诊前、诊中、诊后 3 个环节，通过设置医生助手来延长全科门诊服务链，负责诊前和诊后服务。

三是一站式健康管理。一体化门诊是医防融合的应用场景，诊疗管理路径是医防融合的应用内容，只有内容与场景中的诊前、诊中、诊后 3 个环节相匹配，才能真正实现医防融合常态化运行。余杭区探索在一体化门诊应用场景内开展慢性病一站健康管理服务，将健康管理的信息采集、症状随访、体征检测由诊前的医生助手来完成；全科医生在诊中环节负责路径化的疾病诊疗、检验检查、药物调整、健康教育等内容，严格执行周期性的清单式监测指标；签约团队在诊后环节负责综合评估、追踪干预，组织群体性的特殊检查、并发症筛查和个性化的预约转诊等工作。通过一体化门诊诊前、诊中、诊后 3 个环节的一站式衔

接,实现了路径化管理的序贯融合。

(二)数字化赋能,全程可视推进动态监测

以一体化门诊流程改造为载体、一站式服务路径管理为形式,初步实现了两慢病医疗和预防的有机融合,但也暴露出环节多、内容多、信息量大,传统手工模式效率低的矛盾。为简化流程、提高效率、信息共享,余杭区以数字健康创新实践为契机,探索数字赋能助推两慢病诊疗管理变革。

一是以诊疗为核心的信息化底座。 两慢病医防融合改革的目的是以规范化的诊疗来推动规范化的管理,最终实现慢性病诊疗管理水平和质量的提升。余杭区开发了以 HIS 系统为核心的慢性病管理软件,以"插件"的形式"悬浮"在 HIS 系统上,通过区域卫生信息平台与实验室信息系统(laboratory information system, LIS)、医学影像系统(picture archiving and communication system, Pacs)、体检系统、社区服务管理系统等广泛连接,提供实时的数据交换。HIS 系统每完成一次规范化的慢性病诊疗,社区服务管理系统慢性病专档即时更新一次规范化的慢性病随访管理信息,实现慢性病诊疗信息与慢性病管理信息的同步。

二是以清单为轴心的可视化路径。 以《规范》和《指南》为依据的两慢病诊疗管理 SOP,包含了家族史、生活方式、症状体征、生化指标、脏器损害指标和并发症 6 个维度 31 个核心指标。根据指标的稳定性和与疾病进展的关联性,将 31 个核心指标分解成每次就诊监测指标和以季度或年度为单位的监测指标,并将监测频次以电子路径的形式嵌入诊疗管理"插件",形成 HIS 系统"弹窗"。医生接诊时,电子路径将以"弹窗"的形式展示可视化清单,引导医生规范诊疗。

三是以评估为重心的规范化诊疗。 在未落实路径化管理前,两慢病临床诊疗往往围绕血压、血糖值和患者主诉的症状、体征展开,并不能真实反映患者疾病的进展。实施 31 个核心指标动态监测后,可以从 6 个维度开展两慢病病情进展和风险状况综合评估,实现了基于实时或阶段性综合评估基础上的精准干预和治疗,使两慢病管理从原来的重诊疗向重评估转变。

（三）指数化评价，结果导向保障患者获益

当前的两慢病健康管理绩效评价以任务为导向，考核侧重于是否完成随访任务，如随访频次、间隔时间、档案信息完整性，却忽略了患者是否真实获益。随着两慢病路径化管理持续推进，慢性病患者健康监测指标数据得到全面完整的积累，为慢性病健康管理数据分析和绩效评价打下坚实基础。余杭区对 6 个维度的指标按百分制进行了权重划分，对不同权重维度下的各个指标进行合理测算赋分，通过数据建模计算，构建针对责任医生管理质量的慢性病健康管理指数，和针对患者未来急性心血管事件发生率的疾病风险指数。两个指数的构建，实现了慢性病绩效考核从以任务为导向转为以结果为导向，更关注患者获益。

一是多维度分析。余杭区依据《指南》和《规范》要求，从 6 个维度设计路径化管理清单，全面调整了慢性病管理绩效考核办法，将原来以"随访"为核心的频次当量，调整为以"诊疗"为核心的监测指标当量。慢性病风险因素评估从症状、体征单一维度，转变为涵盖家族史、生活方式、症状体征、生化指标、脏器损伤、并发症等的多维度分析。

二是全要素评价。余杭区将 6 个维度的 31 个动态监测指标作为路径化管理的核心内容，明确了指标采集的责任人和时限，重点考核两慢病患者诊疗管理路径的"入径率"和动态监测指标的"执行率"，确保指数构建不缺项，指数指标动态更新有时效，实现两慢病管理全要素评价，推动"医"和"防"真正有机融合。

三是线性回顾。余杭区根据监测指标的稳定性和时效性，划分为每次、每季和年度指标，制度化落实定期监测，使动态采集的监测数据具备线性描述条件，可以回顾性分析患者阶段性的病情变化，既满足单指标线性回顾分析，也可以指数化集成线性回顾分析，便于开展病情进展和管理成效的同比、环比评价。

（四）医共体联动，闭环管理促进能力提升

随着两慢病改革纵深推进，并发症筛查阳性病例充分"暴露"，超越了基层医疗卫生机构的处置能力。余杭区以医共体为单位，构建慢性

病综合服务闭环,为两慢病全周期健康管理补齐短板。

一是全专融合提升专病能力。余杭区以一体化门诊"小场景"牵引两慢病分级诊疗"大改革",在一体化门诊常规设立全专联合门诊。根据专病诊疗需求,医共体总院有针对性地下派专家及骨干医生,以现场带教、集中授课、案例分析等形式,帮扶和促进分院专科专病业务能力提升。

二是技术支撑完善服务供给。根据慢性病并发症筛查工作需要,基层医疗卫生机构需常规开展眼底照相、颈动脉超声、心脏超声、外周感觉阈值测定、糖尿病足、肺功能、骨密度等筛查工作。为解决基层缺乏技术操作人员、诊断报告人员等问题,医共体总院通过技术技能专项培训,为基层分院培养技术操作人员;通过基层分院操作、总院阅片提供远程诊断服务;通过专业技术人员下沉直接提供服务等形式,为基层分院提供技术支撑,确保基层慢性病筛查技术的服务供给。

三是综合服务构建管理闭环。两慢病监测涉及多系统的并发症问题,需要医共体总院心血管内科、内分泌科、肾内科、眼科、血管外科等多学科的参与。余杭区积极探索上下联动工作机制,医共体总院建立"慢性病综合管理中心",采用多学科联合诊疗模式,贯通分院"慢性病一体化门诊"全专融合分级诊疗工作,构建医共体框架下的慢性病综合服务大平台,系统地解决两慢病患者多元化医疗需求,为服务闭环补齐最后一段。

三、改革成效

两慢病改革启动以来,余杭区始终把健全保障机制放在首位,成立两慢病专班,系统推进改革工作。截至 2022 年底,两慢病数字化路径管理患者达到 7.44 万人,入径率超过 99.2%。全区两慢病患者仅单纯服药不接受动态监测的人群比例从改革前的 66.98% 下降到改革后的 25.17%,并呈持续下降趋势;接受并发症筛查的人群占比从改革前的 4% 上升到改革后的 73.95%,并呈不断上升趋势;两慢病纳管人群颈动脉超声初筛阳性率达到 70%,眼底照相初筛阳性率达到 7%,糖尿病初筛阳性率达到 15%,人群的真实病情进展、脏器受损情况得到充分暴露和早期干预。通过改革举措,基层两慢病专病诊疗能力和筛查技术供给能力得到了提升,两慢病医防融合以制度化形式真正落地,医共体框架下慢性病综合服务分级诊疗闭环初步形成。

创新全科诊疗模式
打通分级诊疗"最后一公里"

湖南省长沙市浏阳市

针对目前基层医疗卫生机构普遍存在的医生数量少、服务能力弱、全科医生培养与使用脱节、激励机制不完善等导致的群众健康管理不连续、乡村两级服务脱节、医防不融合等问题,湖南省长沙市浏阳市创新实施全科诊疗模式,落实分级诊疗制度,推动基层卫生健康事业高质量发展。

一、主要做法

(一)构建整合型服务体系,打造基层全科诊疗环境

一是以健康管理为中心,整合服务内容,提升服务供给效率。推行医、防、管一体化的全科诊疗服务模式,即推进疾病预防、诊断治疗、健康教育与健康促进、康复管理等个性化、连续性、全链条、全生命周期的健康管理服务,将全科诊疗、公共卫生服务、健康管理等融为一体。打破基层医疗卫生机构基本医疗和基本公共卫生多头服务、重复服务、服务效率不高的现状,以11类慢性病重点人群为切入点,将公共卫生服务人群管理与医疗服务相结合,一站式开展家庭医生签约服务、实施标准化健康评估、定期健康体检、量身定制个性化诊疗计划、全程健康管理、重要健康指标定期复查、健康风险干预、健康素养提升、全专联合诊疗等。

二是以全科医生为核心，整合服务团队，实行乡村一体网格化管理。在家庭医生签约服务团队的基础上，优化职责职能，明确人员分工，建立以全科医生为核心，全科助手、乡村医生为主，辅以专科医师、公共卫生医师、药师、社区义工等组成的全科诊疗服务团队。全科医生负责全科诊疗、家庭医生签约、远程会诊、双向转诊、健康指导等工作；全科助手负责居民健康档案管理、老年人及慢性病健康管理、随访管理等公共卫生服务，协调乡村两级连续性健康管理；乡村医生负责落实基层首诊及乡村两级双向转诊，承担全科助手指派的公共卫生随访和出院患者的医疗随访。全科诊疗服务团队实行包村或包片区等网格化管理，签约人群中非"两病"的慢性病人群占比达 50% 以上，居民定点就诊率提升。为提升全科诊疗服务团队能力，开展全科诊疗服务能力提升培训、举办肿瘤专科联盟培训等，第一批开展全科诊疗临床类别的全科医生都参加了市级"西学中"培训。

三是以优化流程为重点，整合服务场所，转变基层医疗服务模式。将基层医疗卫生机构的门诊医疗、慢性病专病门诊、居民健康档案建立、老年体检、慢性病管理、随访管理、家庭医生签约服务、健康教育等医疗业务和公共卫生服务场所进行整合，建立标准的全科诊疗服务工作站，将村卫生室作为服务延伸点，慢性病专干与慢性病专病门诊医师，妇保专干与妇产门诊医师一起办公，实现乡村一体、院内院外一体、医疗公卫一体。2022 年，基层医疗卫生机构设置以全科医生命名的标准化全科诊疗服务工作站 50 个。同时，设立健康管理中心，提供大规模老年人体检和其他体检服务。服务场所的整合造就了新型诊疗服务流程，即看病先看全科，先健康管理后诊疗，诊疗时全科—专科联合，诊后主动随访，精准预约转诊的全科诊疗服务流程。以全科诊疗服务为基础，建立居民基层首诊的就医习惯，实现了由被动服务到主动服务、由院内服务到院内 + 社区服务的转变。

（二）探索全专结合路径，提升基层医疗服务能力

一是推行全科诊疗模式，带动专病服务能力提升。在基层医疗卫生机构推行全科诊疗模式改革，门诊量大幅增加，基层首诊率明显提升,门诊收入占医疗收入比例达60%以上。群众在满足基本医疗服务的同时,对专科专病诊疗需求凸显。一般卫生院门诊以全科诊疗为核心,在此基础上发展各有特色的皮肤科、口腔科、蛇伤科、风湿科等专科门诊与糖尿病、高血压、冠心病、慢阻肺等专病门诊。中心卫生院门诊以全科诊疗为基础、专科门诊为重点,发展了具有区域影响力的神经内科、眼科、骨伤科、手外科、疼痛康复科等专科,全科专科协同发展。同时,在老年人体检服务中增加了专病专科免费检查项目,进一步促进了专科发展。

二是依托全科信息平台,实现全域全科专科联动。一方面,为提升全科诊疗工作效率和同质化的诊疗服务能力,依托"健康浏阳"大数据平台,在全科诊疗服务工作站内整合医疗、公卫、检验检查、村医、远程会诊等信息系统,建立全科诊疗信息管理平台,打破信息壁垒,实现全科诊疗服务工作站内的信息互联互通、共享调阅。另一方面,在全市公立医疗机构之间建立了新型全科—专科远程医疗型医联体,基层全科医生与医联体内专科医生实现实时联动。改造全科远程会诊诊室,建立诊间全科远程会诊制度,开发并上线了覆盖全域的全科远程一体化诊疗预约平台,市级医疗机构可提供远程会诊、预约诊疗、医疗咨询等技术支撑,进一步提升基层全科诊疗服务能力,实现上下联动、全专结合,市域内医疗资源共享。已经在全市42个医疗卫生机构配置远程会诊终端49台,上线3个月以来,累计远程会诊549次、医疗咨询683次,覆盖内、外、妇、儿、五官等常见专科。

(三)建立激励与评价机制,发挥全科医生健康"守门人"作用

一是以绩效分配为切入点,充分调动积极性。提升全科诊疗服务团队工资水平,在已经发放全科医生津贴的前提下,全科医生绩效工资增加健康管理绩效项目,健康管理绩效经费在基本公共卫生经费、家庭医生签约服务费中统筹解决,逐步加大健康管理绩效比重,使全科医生薪酬从医业务量逐步过渡到与服务人群的健康管理挂钩。全科助手绩效工资以健康管理绩效为主,业务绩效为辅。改革对村医购买服务的财政补助资金分配模式,通过统筹乡村医生基本公共卫生资金、岗位

补助资金和基本药物补助资金等建立"基本工资+绩效工资"分配模式，逐步与乡镇卫生院分配方式融为一体，村医绩效工资凸显健康管理绩效与分级诊疗绩效。加强健康管理效果绩效考核，多劳多得、优绩优酬，考核结果与资金分配、个人收入挂钩。全科医生门诊绩效工资平均增长 20%，已与专科医生收入水平相衔接，全科医生职业荣誉感、获得感不断增强。

二是以效果评价为导向，提升全科服务效能。一方面，以分级诊疗制度及群众连续性健康管理的落实情况为导向，开展全科诊疗模式改革绩点制评价，规范全科诊疗服务，将管理人群的主要健康指标、住院率、基层首诊率、满意度等纳入效果评价，全面提升健康管理能力。另一方面，为配合全科诊疗模式改革的开展，实现医防融合，改革基本公共卫生的绩效评价方式。将"两病"基本公共卫生考核逐步从过程指标向效果指标转变，将"两病"筛查率、血压血糖控制率、"两病"患者住院率控制、"两病"患者心肌梗死和脑梗发病率、医疗服务质量和患者满意度、健康知识教育、指导"两病"患者健康知识掌握情况等效果指标纳入综合考核范围。

二、主要成效

（一）医防融合质量更高

打破基层医疗卫生机构医防分离的现状，通过全科诊疗模式的改革，逐步将公共卫生与基本医疗融为一体，资源充分整合，人员分工协作，流程提质优化，从管理体制、资金分配、绩效考核、效果评价等方面进行体制机制整合，提升管理效能。在基层医疗卫生机构人员总数未明显增加的同时，医疗业务实现大幅增长，公共卫生服务质量明显提升，连续获评全省公共卫生绩效考核第一，慢性病医防融合率达 90% 以上。

（二）健康管理效果更佳

纳入全科诊疗服务管理的重点人群管理效果明显提升，生活方式明显转变,主要健康指标得到改善,其中主要心脑血管意外事件发生率下降,重大并发症发生率下降,致死致残率下降。纳入全科诊疗服务管理的重点人群住院率下降,市域内消耗的住院统筹基金总额下降。

(三) 群众获得感更强

通过全科—专科联合,为全科医疗服务团队提供技术支撑,增强群众基层就医信任感。就医流程的优化节省了患者就医时间。从由个人提供的碎片化服务转变为团队提供的全程健康管理服务,"家门口"定点就医体验,提升群众就医获得感。从而推动了基层首诊、双向转诊、急慢分治、上下联动的分级诊疗制度的全面落实,基层首诊率提升了20%。2022年,基层诊疗量占比为74.8%。随着基层首诊率的提升,患者的医药费用得到有效控制,居民满意度达到95%。

勇于创新　强化保障
积极探索医共体下慢性病管理新模式

广东省湛江市吴川市

吴川市以县域医共体为纽带,通过实施"四项创新"、落实"三项保障",建立资源整合、协同发展、责任共担、利益共享的慢性病防治网络,实现信息系统互联互通、数据共享、医防协同,强化"人才"下沉,提升县域医疗服务能力,重构分级诊疗、双向转诊的就医秩序。同时通过健康教育和知识促进,倡导践行健康生活方式,增强全民健康意识,促进慢性病健康管理向规范化、系统化、标准化、网络化迈进。

一、主要做法

(一)"四项创新"提升县域慢性病管理能力

一是创新"互联网 + 物联网 + 慢性病管理"模式。吴川市建立了慢性病管理信息系统,通过移动互联网、物联网、大数据分析等信息技术,探索和实践"互联网 + 物联网 + 慢性病管理模式"。县域医共体牵头医院建立慢性病管理中心,由内分泌科、心血管内科、肾病内科、老年病科等临床专家、专科护士和网络信息员组成,负责县域内慢性病统筹管理、日常技术指导,以及定期的现场督导、慢性病防治健康教育和健康促进活动等;通过慢性病管理信息系统连通了医共体基层分院,为开展一体化的慢性病管理提供信息支撑。同时,医共体牵头医院建立统一的远程心电诊断中心、远程影像中心、检验中心,创新实现"基层检查、基层收费、总院诊断"的模式,提高基层分院服务能力,促进了医疗资源共享。

二是创新开展"党建+村医通"慢性病服务。医共体牵头医院的13个党支部分片"承包"15个镇(街)196个村(居)委会,每个村(居)委会建立一个"村医通"微信群,每名党员作为一个微信群管理员,配备1名医师进行医学指导,每户群众派一人加入微信群。基层分院公共卫生科人员、村(居)委卫生站的医生配合工作。不仅把宣传党的路线方针政策与普及医疗健康知识结合起来,而且义务为村民的健康管理释疑解惑,提出治疗意见、引导其找村医看病,或到当地卫生院进行治疗,牵头医院通过远程会诊协助治疗,让群众享受到"小病不出村、常见病不出镇、大病不出县"的优质医疗服务。截至2022年年底,已经入群的群众3.6万户,累计已宣传党和国家政策4 400多条、宣传健康知识1.1万条,已答复医疗咨询1 300多条。构建了一张覆盖全市的慢性病分级诊疗和防治网络,致力实现全市居民健康管理个性化、慢性病管理网格化、线上问诊智慧化。

三是创新"联合门诊和联合病房"制度。2020年9月,县域医共体试点实行"联合病房和联合门诊"制度,派出高水平的医生组成医疗团队(其中2名副主任医师、2名医师和1名兼职护士长)进驻基层分院。1名副主任医师任综合病区主任,负责门诊和病房管理;兼职护士长负责病区管理;1名副主任医师和2名医师参与病区值班和门诊坐诊,开展医疗服务和技术指导,规范诊疗常规,指导开展农村常见病、多发病防治、发展适宜技术,提高诊疗水平和服务质量,确保医疗安全。综合科共设有37张病床,其中6张专门接收牵头医院进入康复期治疗的住院下转患者。医疗团队承担联合查房的诊疗工作,确保了联合病房的正常运转。在牵头医院的技术帮扶下,试点逐步扩展到5个基层分院。

四是创新开展老年健康与医养结合服务试点。县域医共体首批选取大山江社区山基华居委会作为示范点,建设"慢性病健康管理站""健康小屋""健康长廊""慢性病健康教育专栏"等,加强示范点管理,完善相关工作资料。大山江基层分院为辖区内居家养老的老年人提供医养结合服务,推行"子女网上下单、老人体验服务"的新模式,为高龄、失能、行动不便的老年人提供"护士到家"服务,并为 65 岁以上失能老年人提供综合评估和健康指导,改善失能老年人生活质量。

(二)"三项保障"夯实慢性病管理基础

一是加强组织保障。成立以医共体总院院长为组长、分管医疗业务的副院长为成员、17 个基层分院共同参与的慢性病管理领导小组。同时,成立双向转诊管理中心,设在牵头医院慢性病管理中心,负责对接各基层分院上转患者的入院安排,跟踪符合下转患者的转院与随访。11 个慢性病重点科室的科主任担任本科室双向转诊专员,每个基层分院指定一名医疗组组长作为双向转诊联络员。

二是加强机制保障。2022 年,医共体牵头医院开启 DIP/DRG 支付下"全院血糖管理"工作,建立全院多科室协同的管理机制,提升医院各科室糖尿病防、筛、诊、治、管的全流程管理能力。

三是加强考核保障。医共体总院制定了绩效考核方案,充分调动慢性病管理团队积极性,并根据绩效方案运行情况,结合临床医务人员意见及建议,对绩效方案进行了多次调整,使慢性病管理团队逐渐实现从"要我做"到"我要做"。目前,牵头医院慢性病科室主动与住院患者建立紧密关系的占 90% 以上,每月至少下转基层分院 5 例病情稳定的患者。慢性病护士依托慢性病管理信息系统积极开展健康指导、风险评估、电话随访等工作。

二、主要成效

(一)慢性病管理水平得到提升

截至 2023 年 5 月,纳入慢性病管理系统的患者档案数 180 001 人次,累计高危筛查 43 423 人次,累计药学服务提醒 260 495 人次,累计体征监测 127 539 人次,累计系统复诊提醒 112 350 人次,累计健康宣教 679 442 人次。应用慢性病管理信息化系统,开展慢性病管理的"诊后服务",助力 90% 的患者在本区域内就能得到专业、全面、完善的健康服务,减少患者远期不良事件的发生、降低社会负担,也能调动医院、社区、家庭多方资源,提升医生服务的针对性和效率。

(二)基层医疗服务能力有效提升

初步实现了信息系统互联互通、数据共享、医防协同,强化"人才"下沉,提升基层医疗服务能力,重构分级诊疗、双向转诊的就医秩序。同时通过健康教育和知识促进,倡导践行健康生活方式,增强全民健康意识,促进全市的慢性病健康管理向规范化、系统化、标准化、网络化迈进。

(三)患者满意度持续提高

应用移动互联网、物联网、大数据分析等新技术、新理念持续优化医疗服务,实施医疗全流程、闭环式的管理手段,为人民群众提供连续性、可及性的医疗服务,群众也能调动医院、社区、家庭多方资源,提升医生服务的针对性和效率,就医满意度不断提升,获得感进一步增强。据第三方机构调查,群众满意率达 95.2%。

构建"三医"联动机制
探索慢性病一体化管理模式

安徽省合肥市庐阳区大杨镇社区卫生服务中心

安徽省合肥市庐阳区大杨镇社区卫生服务中心（以下简称"中心"）通过加入由合肥市第一人民医院（以下简称"市一院"）为牵头医院的紧密型城市医联体建设试点，探索建立以医保基金打包付费总额预算管理为基础，以三甲医院专业技术为支撑，以基层医疗卫生机构家庭医生签约服务为主导的慢性病预防、诊断、治疗、控制、康复体系，构建医保、三甲医院、基层医疗卫生机构"三医"联动的慢性病一体化管理模式。通过近两年的试运行，取得了初步的成效。

一、背景条件

（一）探索建立紧密型城市医联体建设条件下的社区卫生服务中心集团化管理模式

2020 年 10 月，庐阳区人民政府相继出台《关于印发庐阳区紧密型医疗联合体建设（试行）工作实施方案的通知》（庐政办〔2020〕4 号）和《关于印发庐阳区基层医疗卫生机构集团化管理（试点）方案的通知》（庐政办〔2020〕6 号）两个文件，中心作为首批试点单位，市一院建立城市紧密型医联体，积极构建"基层首诊、双向转诊、急慢分治、上下联动"的分级诊疗网格化布局，以提升基层服务能力，实现服务同质，城市居民在家门口就能享受到优质的医疗服务，探索打造可推广、可复制的新型紧密型城市医联体建设的"庐阳模式"。同时,在庐阳区卫健委的大力支持下,按照《庐阳区基层医疗卫生机构集团化管理(试点)方案》精神,中心与庐阳区杏林街道社区卫生服务中心共同组建"杏林—大杨社区卫生服务集团",探索建立基层机构之间优势互补、分工协作机制,着力构建区域医防融合体系。

(二)以居民医保基金打包付费总额预算试点为契机,探索建立多方协同"三医"联动的医防融合、慢性病一体化管理新格局

为促进城市医联体建设和基层医疗卫生工作,探索医保基金使用效能的最大化,合肥市医疗保障管理中心于 2021 年 9 月,出台《关于合肥市第一人民医院与庐阳区大杨镇社区卫生服务中心紧密型城市医联体居民医保基金打包付费总额预算额度的通知》(合医管〔2021〕145号),对合肥市第一人民医院和庐阳区大杨镇社区卫生服务中心实行打包付费总额预算管理试点。市医保基金管理中心依据上一年度大杨辖区居民医保基金支出总额占比,测算出本年度总额预算额度,拨付至紧密型医联体单位的共管账户,实行"总额预算、打包付费"的模式,并对医联体内双向转诊、慢性病门诊等医保基金支付方式、支付比例等作出了明确规定。因此,探索建立适应新医保试点政策条件下的家医签约服务医防融合服务模式是一个必然的选择。

二、主要做法

(一)优化组织架构,明确慢性病管理各部门职责分工

一是成立慢性病一体化管理领导小组。在集团化管理、紧密型医联体建设和居民医保打包付费三大政策的有力支持下,成立了以集团党支部书记任组长,市一院专家、中心相关领导和家庭医生团队长为成员的慢性病一体化管理领导小组,制定一系列慢性病管理方案、细则等。

二是建立慢性病管理体系。充分依托市一院优质医疗资源,对签

约慢性病患者建立三级管理体系,形成家庭医生小组及村站常态化健康管理、中心专病门诊一般治疗管理、三甲医院专科高危治疗管理的模式,实施慢性病一体化管理。进一步夯实慢性病管理防、诊、治、控、康整体融合发展。

(二)搭建服务和保障平台,提升慢性病管理效能

一是成立慢性病管理中心。慢性病管理中心专门负责上下联系、协调专家、预约诊疗、远程会诊等工作,并为签约居民提供电话咨询、慢特病申报等帮办服务。同时结合签约居民基本健康情况,通过面对面、电话、社交软件、智医助理外呼等多种形式,为签约居民提供包括健康评估、健康指导、健康宣教、疾病预防、就诊指导、医保政策等针对性健康咨询服务,密切签约双方关系,发展长期稳定服务关系。

二是开展同质化培训。实行团队标准化、同质化培训。主要包括:CKMDC- 管理标准培训、慢性病分级管理标准培训、管理平台使用培训、慢性病专病诊疗培训等。

三是打造一站式服务平台。加强中心家庭医生团队与市一院的协作,对确需转诊的签约居民由一站式服务平台及时予以转诊,市一院预留给家庭医生一定比例专家号、床位等资源,等患者病情稳定后,再转回社区。

四是设立医联体医保基金共管账户。为更好地保障患者在医联体内有效流转,市一院按照"总额控制、包干使用、合理超支分担"的原则,设立医联体医保基金共管账户,用于医保打包资金收支管理和结算,切实给患者带来便利。

(三)建立规范和流程,落实慢性病闭环管理

一是制定慢性病管理操作流程。通过家庭医生服务团队、慢性病专病门诊,依托家庭医生签约服务、重点人群健康体检等,建立"筛查—评估—分组—管理—随访"慢性病管理流程。

二是加强分级精细化管理。依据高血压分级标准和 2 型糖尿病风险评估表,制定入组标准,将慢性病患者分为低危组、中危组、高危组。

低危组由社区医院家庭医生小组及村站管理;中危组由社区医院专病门诊医生管理;高危组由一站式服务平台绿色通道转诊市一院治疗。待重点指标正常后,再通过一站式服务平台交给家庭医生签约团队继续管理。

三是实施全程闭环管理。以首诊签约服务形式开展基本医疗和个性化健康管理。通过筛查,对血压、血糖异常的患者进一步随访、评估,并对人群进行分组。已知糖尿病和高血压病情控制良好者或控制不佳者纳入慢性病管理;对新发患者符合转诊指征的,一站式服务平台及时通过绿色通道转诊收住,高年资护士2周内随访其治疗情况,治疗后病情稳定的继续纳入社区家庭医生小组管理,形成闭环链。

(四) 利用信息化技术,搭建服务和管理平台

依托"健康银行"系统,搭建健康管理平台,集合健康评估、健康商城、健康档案、健康计划等功能,提供一站式的健康管理服务;以专科护理门诊为载体,为高血压、糖尿病患者提供一对一或小班形式多样的健康教育活动,为居民提供交流分享健康管理经验的平台,针对不同人群举办居民青睐的活动,在潜移默化中提高了居民自我健康管理能力。

三、主要成效

一是提升了慢性病管理水平。自实施慢性病一体化管理以来,建立健全分工协作、优势互补的慢性病一体化管理工作机制,以慢性病人群、老年人等重点人群为切入点,提升慢性病精细化管理水平。相比2020年,2022年老年人管理人数增长了37.7%、高血压规范管理人数增长了43.6%、糖尿病规范管理人数增长了68.2%;重点人群的家庭医生签约率增长了13.9%。

二是提升了基层医疗服务能力。慢性病一体化管理也带动了中心基本医疗工作的开展。中心的业务收入2022年相比2020年增长143.6%;就诊人次2022年相比2020年增长93个百分点;2021年中心通过国家"优质服务基层行"服务能力推荐标准评审,2022年建成社区

医院。

三是提升了医保资金使用效能。通过居民医保基金打包付费改革，引导群众基层首诊、三甲医院优质资源下沉、医联体内上下转诊，初步实现群众少花钱、少住院、看好病，节约医保基金的目标。2022 年，城乡居民医保群众在中心的首诊就诊率达 62.2%，同比 2021 年提升 21.4 个百分点。

四是提升了群众获得感。依托紧密型医联体建设，除了优势医疗资源下沉社区外，中心转诊至市一院的患者，凭转诊卡在市一院可免门诊挂号费，大型检查费用可享八折优惠，让老百姓在家门口就可享受三甲医院的优质服务。

第六部分

基本公共卫生和
家庭医生签约服务

城乡居民同质同标健康体检
推动卫生服务普惠共享

浙江省

2005 年和 2008 年,浙江省率先在全国分别启动农民健康体检和城镇居民健康体检,十多年来,项目取得了良好的社会效益,重点人群体检率达 70% 以上。2021 年底,浙江省在高质量发展建设共同富裕示范区实施方案中提出深入实施"健康浙江"行动,全面启动"三免三惠"健康行动,通过实行城乡同质同标的免费健康体检,进一步缩小地区、城乡和群体之间的健康差异,有效推动卫生服务普惠共享。2022 年,浙江省共完成参保城乡居民健康体检 1 345.0 万人,超额完成年度目标的134.5%。

一、创新体检内容,实现城乡居民"同质同标"

浙江省出台《参保城乡居民健康体检管理办法》,整合农民健康体检和城镇居民健康体检各项内容。各市、县(区)迅速行动,结合地方实际制定 109 份城乡居民健康体检工作方案。

一是统一项目和频次。扩展优化城乡居民基础体检项目和频次,增加农村基本体检项目,使城乡基本体检项目由原来的 6 类统一为 3 类。增加城镇重点人群(65 周岁以上老年人)的体检频次,使 65 周岁以上参保城乡老年人和中小学生体检周期统一为每年一次,其他人群体检每两年一次。

二是统一省级补助标准。农村的省级补助标准分别从原来的 30 元

（一般人群）、50 元（老年人）统一提高至 90 元，补助标准大幅提高，实现和城镇居民健康体检同标准。鼓励各地根据实际需求在省级标准基础上提高体检费用，52 个区县老年人体检标准高于省级标准，25 个区县一般人群体检标准高于省级标准。其中，宁波市成年参保城乡居民体检标准提高至每人 200 元，杭州市余杭区、临平区最高达到每人 400 元。

三是实施"1+X"体检政策。"1"为基本项目，在原来的内科、外科、血常规、尿常规、肝功能、肾功能、B 超、心电图等项目基础上，增加了甲胎蛋白、血尿酸、胸片 DR 等项目，扩展优化了项目内容。"X"为自选项目，可以由各地统一增加，也可以是居民根据自身情况自行选择的个性化体检项目。

二、创新服务模式，实现城乡居民应检尽检

各地基层医疗卫生机构持续强化体检服务理念，优化体检服务流程，因地制宜地创新服务模式。

一是提供"家门口"体检服务。强化服务理念，地处偏远山区海岛等乡镇卫生院出动流动服务车和医疗服务团队，为 65 岁以上老年人提供免费的健康体检，为行动不便、年老体弱的人群开展上门服务；基层医疗卫生机构安排志愿者协助体检，全程陪同高龄、行动不便老人参与体检。

二是开展"舒适化"体检服务。优化体检服务流程，通过增加体检工作人员、延长体检总天数、控制日均体检人数等举措，减少居民候检时间，让居民体验更舒适。临海市中医院医共体利用节假日开展"走基层、惠百姓"健康体检服务活动，临海市汇溪中心卫生院组织医护队伍，前往宁波市为外出人员体检。

三是满足城乡"个性化"体检需求。各地根据本地区上年度体检结果动态调整健康体检套餐，丰富居民体检自选项目，杭州市 65 岁及以上参保城乡居民增加颈动脉 B 超、中小学生增加心理健康评估；温州市乐清市新增甲胎蛋白（AFP）肿瘤指标和胸片，发现肺癌、肝癌早期 3 名，大大提高了患者的生存率。

三、创新数据应用平台，实现体检结果闭环管理

贯通健康体检系统与居民电子健康档案等信息系统，依托"浙里健康 e 生"重大应用建设，实现群众体检数据自动查询、体检报告自动生成以及后续转诊、社区管理的全程跟踪。

一是体检数据和电子健康档案相结合。将健康体检结果等健康数据整合进健康档案开放给每个居民，提供健康信息查询、健康指数评估、自我健康管理等功能，打造"查阅、服务、管理"一体的数字健康新服务，目前城乡居民电子健康档案建档率达 91.4%。

二是体检和诊疗服务相结合。将体检信息与后续医疗机构门诊有机结合，支持医生诊间在患者授权下调阅本人电子健康档案，实现全省 4 700 多万份健康档案信息实时共享，帮助医生全面了解患者病情病史以及健康状况。对体检发现的传染病、肿瘤等疾病疑似情况，通过进一步检查或转诊，做到早筛、早诊、早治疗，并开展全程追踪。

三是体检和社区健康管理相结合。将健康体检与社区健康管理有机结合，对体检发现的慢性病高危人群和确诊患者纳入相应病种进行规范化管理。通过建设"浙里健康 e 生"应用，对 650 多万慢性病患者健康状况进行精准画像，生成健康评估报告，推送健康教育处方，引导患者开展自我健康管理。

四、优化工作机制，实现部门政策联动

加强顶层设计，省级部门联动出台政策，加强督导，确保城乡健康体检服务有效推进。

一是建立提级监督机制。将参保城乡居民免费健康体检分别纳入高质量发展建设共同富裕示范区重大改革清单、"扩中""提低"行动方案重点工作清单和省委、省政府"5+4"稳增长政策体系，省审计厅进行全面审计监督，省纪委将此项工作纳入漠视侵害群众利益重点问题专项治理。

　　二是建立部门融合考核机制。将城乡居民健康体检工作纳入"健康浙江"考核,设置"体检任务完成率""一般人群人均补助标准""中小学生人均补助指标"等 3 个指标,进一步细化考核评价标准,推动健康体检普惠共享、迅速落地。

　　三是建立质控联络机制。相关单位做好配套衔接和工作指导,细化工作要求、指标体系,由专人联络指导体检工作有效落实。提高体检工作同质化管理水平,强化体检质控管理,组织 11 个专家组赴各市督导健康体检工作。建立依托浙江省卫生健康信息网络直报系统等的监督体系,各地建立 20 个数字监管平台,及时全面掌握工作具体进度和工作中存在的问题。

深化基层卫生综合改革
创新基本公共卫生服务绩效管理机制

江苏省南京市江北新区

为深化基层卫生综合改革,江苏省南京市江北新区卫生健康局和民政局创新基本公共卫生服务绩效管理机制,扩大服务供给效率,基本公共卫生服务数量持续增加,服务质量稳步提高,考核排名逐年提升,绩效评价方案获评全省基本公共卫生服务购买支付标准优秀方案,居民获得感和满意度不断提高。

一、改革背景

近年来,由于江北新区人口数量剧增、基层医疗卫生资源不均衡、绩效评价方式单一等原因,基本公共卫生服务工作面临严峻挑战。

一是人口数、任务数快速增长。 随着江北新区经济的快速发展,大量人口在此聚集安家落户,2018—2022 年全区服务人口数由 70.5 万人增加到 108.3 万人,相应的基本公共卫生服务管理人群和工作任务大幅增加,但是近三年受新冠疫情的影响,基层医疗卫生机构完成目标任务越来越艰巨。

二是基层医疗卫生资源不均衡。 由于各家基层医疗卫生机构服务人口增幅差距较大(最高差 7.7 倍),但是工作人员配置数差距不大,导致一些服务人口增长较快的机构工作人员难以承担大量的基本公共卫生服务工作(三家机构人均基本公共卫生服务数达到 1 700 人以上)。

三是绩效评价方法单一。2019 年以前,江北新区基本公共卫生绩效评价主要基于服务人口数拨付项目补助经费。由于区内各基层医疗卫生机构服务人口差距较大,导致服务人口多的机构即使做得不好补助经费依然充足,而服务人口少的机构做得再好依然存在补助经费不足的窘境。

二、主要做法

(一)实施分类补助,体现基本公共卫生服务资金支付的差异性

在基本公共卫生服务资金补助管理中,减少服务人口等因素对补助资金分配的影响,突出重点人群健康管理权重。对健康教育、传染病及突发公共卫生事件报告处理、卫生计生监督协管等社会层面项目,实行按服务人口进行补助的资金支付方式。对 0~6 岁儿童、孕产妇、老年人、慢性病患者、结核病患者、严重精神障碍患者等重点人群的个体健康管理项目,量化指标任务,实行与服务数量和质量挂钩的资金支付方式。

(二)明确补助标准,体现基本公共卫生服务资金支付的规范性

依据完成不同重点人群健康管理所需时间、人力及耗材成本等因素,确定各类重点人群管理补助标准。老年人健康管理每人 200 元;规范化电子健康档案每份 0.5 元,当年新建健康档案每份 10 元;预防接种每针次 16 元;新生儿及产妇家庭访视每人 65 元;孕产妇早孕建册每人 135 元;高血压患者规范管理每人 100 元,2 型糖尿病患者规范管理每人 120 元;肺结核患者健康管理每人 200 元;严重精神障碍患者规范管理每人 300 元;儿童、老年人中医药健康管理每人 50 元。

(三)建立递进补助方式,体现基本公共卫生服务资金支付的激励性

2022 年针对任务量增长较多、完成难度较大的 65 岁及以上老年

人、高血压和 2 型糖尿病患者健康管理项目,采用单价递进式补助方式,激励多做多得,确保高质量完成全年目标任务。对没有完成上年度老年人健康管理任务数的机构,老年人健康管理按照每人 150 元的标准进行量化补助;完成上年度任务数的健康管理人数,按照每人 200 元的标准进行量化补助;完成当年任务数,超过上年度任务数的健康管理人数,按照每人 360 元的标准进行量化补助;超额完成当年任务数,超额的部分按照每人 400 元的标准进行量化补助。当年新建高血压或者糖尿病患者档案并纳入管理,按照每人 20 元补助;对当年高血压或者糖尿病患者管理任务数没有完成的机构,高血压、糖尿病患者规范管理人数分别按照每人 100 元、120 元的标准进行量化补助,不实行进阶式补助。完成上年度高血压、糖尿病规范管理任务数,分别按照每人 100 元、120 元的标准进行量化补助,超过上年度规范健康管理任务数的部分,分别按照每人 180 元、200 元的标准进行量化补助;超额完成当年高血压、糖尿病规范管理任务数,超额的高血压、糖尿病规范管理人数分别按照每人 200 元、220 元的标准进行量化补助。

(四) 优化绩效分值,体现基本公共卫生服务资金支付的公平性

绩效考核分值共 100 分,分为量化项目、其他项目,各占 58 分、42 分。绩效考核补助经费分为量化的重点人群管理项目质量绩效和其他项目质量绩效,分别测算,各占补助经费的 40%、60%。量化项目质量绩效剔除服务人口等因素,直接根据项目质量得分分配补助经费,依据服务完成的难易程度,确定老年人健康管理满分 8 分、居民健康档案管理 6 分、预防接种服务 6 分、0~6 岁儿童健康管理 6 分、孕产妇健康管理 6 分、慢性病患者健康管理 12 分、肺结核患者健康管理 4 分、严重精神障碍患者管理 6 分、中医药健康管理 4 分。其他项目质量绩效根据各中心服务人口数,计算人均绩效,根据项目得分分配补助经费,其中组织管理 10 分、资金管理 8 分、健康教育 4 分、传染病和突发公共卫生事件报告和处理 3 分、卫生计生监督协管服务 4 分、项目效果 13 分。

（五）改进绩效评价，体现基本公共卫生服务资金支付的保障性和应用性

一是强化区级主体责任，将区级评价结果作为上级复核、财政补助的基本依据，对提供基本公共卫生服务的机构，每年开展四次项目督导、二次综合考核，严格按绩效评价结果发放补助经费，确保项目资金使用效益最大化。二是深化项目条线管理，成立基本公共卫生技术指导中心项目办公室，落实专人负责，发挥专业优势，牵头开展技术指导、项目督导等工作。2021 年开始，每年江北新区财政下拨 20 万元专项工作经费，保障区级基本公共卫生技术指导中心实体化运行。三是强化结果应用，按照绩效评价完成的数量、质量及居民满意度等评价结果向服务提供机构发放补助资金。坚持问题导向，江北新区卫生健康和民政局联合财政局下发通报，落实整改提高。

三、创新成效

一是绩效管理日趋完善。近年来，江北新区逐年修订完善基本公共卫生服务绩效评价方案，经过近三年的实践，取得了较好成效。基本公共卫生服务项目绩效评价全市排名由 2019 年的第 9 名提升到 2021 年的第 3 名。江北新区基本公共卫生绩效评价方案获评全省基本公共卫生服务购买支付标准优秀方案。

二是均等化水平不断提高。居民健康档案、老年人健康管理等难点指标纳入街道一体化考核目标，累计为 84.32 万江北新区居民建立电子健康档案，每年分别为 7.25 万名 60 岁及以上老年人、6.95 万名 0~6 岁儿童、0.74 万名孕产妇、8.05 万名高血压患者、2.58 万名 2 型糖尿病患者提供健康管理服务，为 7.75 万名儿童提供预防接种服务，为 5.74 万名老人和 1.91 万名儿童提供中医药健康管理服务，居民获得感不断增强。

三是项目实施效果显著。基层医疗卫生机构将基本公共卫生服务与家庭医生个性化健康管理、医疗服务有机衔接，重点人群健康管理效益逐步显现。全区健康档案动态使用率达到 60% 以上,高血压、2 型糖尿病患者规范管理率、血糖控制率提高 5% 以上,居民对基本公共卫生服务项目知晓率、满意度达 95% 以上。

四是基层运行活力得到提升。多劳多得、优劳优酬的基本公共卫生绩效管理机制逐步确立,基层医疗卫生机构人均绩效工资翻一番,累计建成 20 个省市基层特色科室、6 家社区医院,基层就诊率每年增长 3% 以上。

建立三项机制　保障签约服务行稳致远

江苏省连云港市

近年来,连云港市通过建立完善人才培养、付费激励、信息惠民等政策机制,推动家庭医生签约服务工作全面开展,取得了较好成效。

一、创新做法

(一)建立人才培养机制,增强家庭医生服务能力

一是加强人才引进培养。采取放宽报名条件、降低开考比例、校园招聘等方式简化招聘程序,畅通招聘渠道,为基层医疗卫生机构招聘人员,近三年全市乡镇卫生院和社区卫生服务中心招聘人员 955 名。推进农村医学生定向培养,全市累计招录农村订单定向医学生 408 名、农村医学专业学生 628 名。农村订单定向医学生培养学费由省财政承担,农村医学专业学生培养学费缺口由市财政按每人 3 000 元补齐,全面实现免费定向培养。加强全科医生培养,累计完成全科医师规范化培训 201 人、全科医学转岗培训 940 人、助理全科医生培训 356 人。通过持续开展人才培养,家庭医生队伍逐步壮大。

二是开展能力培训提升。推进基层卫生人员实训基地建设,全市建成 6 个县(区)级基层卫生人员实训基地,基层卫生人才培养培训阵地得到壮大。市财政对市区建成的实训基地每个补助 100 万元。实施基层卫生人员培训项目,近两年组织 203 人参加基层卫生人才能力提

升培训、131 人参加基层适宜卫生技术师资培训,为培养基层卫生骨干人才和培训师资打基础。依托基层卫生人员实训基地,积极开展基层适宜卫生技术推广培训,已有 3 821 名基层卫生人员经培训考核合格,夯实了家庭医生队伍基本业务能力。

三是促进技术下沉共享。推动市、县级医疗卫生机构下派人员到乡镇卫生院和社区卫生服务中心开展人才培养和技术帮扶,下派人员每年在基层工作不少于 50 天,近三年全市向基层医疗卫生机构下派人员 619 名。市财政每年安排 200 万元对市级医院专家下基层给予补助。组织上级医院专家在乡镇卫生院和社区卫生服务中心开设专家工作室,全市已开设基层专家工作室 150 个、联合病房 27 个;在市级医院设立 50 个特色科室孵化中心,对全市基层特色科室建设进行技术帮扶。每个专家工作室、联合病房或孵化中心至少帮助基层对口科室培养 2 名骨干人才,并为家庭医生签约服务提供技术支撑。

(二)建立付费激励机制,调动签约双方积极性

一是核定服务价格。制定三类家庭医生签约服务包,并核定相应服务价格(值):基本公共卫生服务包按不同人群细分 8 个服务包,按照《连云港市购买基本公共卫生服务支付标准》测算各服务包价值,按全人群折算平均每人 50 元;健康管理综合服务包分 4 个子服务包,由物价部门核定服务包价格,其中老年人升级服务包 84 元、高血压升级服务包 117.5 元、糖尿病升级服务包 111.5 元、糖尿病高血压联合服务包 201.5 元,各服务包打包后价格均较单个服务项目相加后适当打折;个性化服务包按所选项目医疗服务价格累加 80% 计算。通过打包适当打折让利,吸引居民签约含金量更高的有偿服务包。

二是落实经费来源。基本公共卫生服务包由基本公共卫生服务经费支付;健康管理、个性化服务包费用由城乡居民医保按可报销费用的 50% 支付,剩余费用由签约居民承担。2019 年起,将城乡居民医保普通门诊统筹封顶线由 400 元调整为 800 元,签约居民再提高 100 元。为做好特殊人群签约服务,针对残疾人、低收入人口、离休干部出台专项签约补助政策,签约残疾人精准康复服务包费用由残疾人康复经费支付,

按服务内容每年给予 80~200 元补助;签约低收入人口体检费用由财政按照每人每年 150 元承担;离休干部签约服务费由财政按每人每年 800 元补助,其中 350 元用于自选服务项目。通过财政补助、医保支付等经费分担,大幅减轻了居民签约费用负担。

三是强化待遇激励。每两年开展一轮基层卫生骨干人才遴选,目前共有基层卫生骨干人才 547 名,其中省级基层卫生骨干人才 240 名。实施基层卫生骨干补助,财政对骨干人才按每人每年 2 万元给予补助,其中省级骨干由省级财政另补 2 万元,基层医疗卫生机构可对骨干人才实行协议制工资。出台全科医生专项补助政策,对乡镇卫生院和社区卫生服务中心(站)全科医生按高、中、初级职称,每人每年分别补助 3 万元、2.5 万元、2 万元。市政府出台文件明确签约服务费可用于人员薪酬分配,不纳入绩效工资总量,用于人员薪酬分配的签约服务费比例不低于 70%,极大调动了家庭医生签约积极性。

(三) 建立信息惠民机制,提升签约服务获得感

一是实现签约无纸化。市卫健委统一建设全市家庭医生签约服务系统平台,包括家庭医生 PC 端、家庭医生和签约居民两个手机 app,目前平台已覆盖全市所有乡镇卫生院和社区卫生服务中心。家庭医生可依托签约服务系统平台与居民无纸化签约,运用手机 app 与居民移动式签约,签约成功后家庭医生和居民同时收到确认短信,避免出现"被签约"现象。居民可通过手机 app 或微信小程序在线选择家庭医生和服务包,实现自主签约。家庭医生和签约居民可通过手机 app 进行沟通咨询,查看服务包执行进度,提高了家庭医生工作效率,保障了签约居民监督权。

二是畅通线上双向转诊。市卫健委建设全市统一的双向转诊系统平台,已经覆盖全市所有乡镇卫生院和社区卫生服务中心以及 14 家二级、三级医院。二级、三级医院和基层医疗卫生机构组建双向转诊网络,通过系统平台开展线上转诊,实现双向转诊高效衔接。2022 年,各级医疗机构通过双向转诊系统平台上转患者 27 445 人次,下转患者 15 766 人次,下转人次／上转人次较上年明显提升。双向转诊系统平

台的使用,促进了上级医院与基层医疗卫生机构的联系,使基层患者更便捷地享受大医院的优质医疗资源,实现"小病找签约医生,大病帮您找专家"。

三是推进电子健康档案"随身带"。已建成基于居民电子健康档案的市、县一体化区域健康信息平台,全市各级各类医疗机构均对接平台,医疗服务信息每天上传平台,实现数据及时交换和共享,促进电子健康档案动态更新。家庭医生经授权在医生工作站可实时调阅就诊居民电子健康档案,有利于在日常诊疗中应用和管理档案。居民签约成功后系统即开放电子健康档案查询功能,居民通过微信小程序或手机app等移动客户端可随时随地查询本人健康档案,实现电子健康档案"随身带"。

二、主要成效

(一)家庭医生队伍逐步壮大

截至 2022 年年底,全市每万人口基层卫生人员数、注册全科医生数分别达 35.7 人、5.6 人,提前达到"十四五"规划指标要求。全市共有家庭医生 3 784 人,组建家庭医生团队 1 769 个,基本实现每个社区(村)有 1 个家庭医生团队。

(二)签约服务质量稳中有升

截至 2022 年年底,全市常住人口、重点人群签约服务覆盖率分别达 49.4%、73.7%,超过全省平均水平。基层首诊式签约率达 22.0%,较上年增长 13 个百分点。通过签约服务系统平台完成签约 107.1 万人,同步向签约居民开放电子健康档案基本实现全覆盖。

(三)家庭医生影响力明显提高

2022 年,发布疫情救治资源公示信息 28 篇,其中家庭医生团队名单公示信息点击量最高,家庭医生知晓率、社会认可度明显提升。在本

市开展的"最美港城人""最美家庭医生"评选活动中,公众投票数在 15
个参评类别中位居前列,5 名参评家庭医生 1 人获"最美港城人"称号、
2 人获"最美港城人"提名奖。

"三强化"　推进家庭病床服务

福建省福州市

为积极应对人口老龄化,缓解住院难与基层医疗卫生资源利用率不高的矛盾,福建省福州市敢于先行先试,顺应群众所需、所盼,在全省率先以基层医疗卫生机构为服务主体开展家庭病床服务,促进基层医疗卫生服务拓展延伸,进一步做实家庭医生签约服务,落实分级诊疗。

一、主要做法

(一)试点先行,强化建章立制

一是以点带面稳步扩面。2020 年年底,福州市卫生健康委、福州市医疗保障局联合印发《关于规范和推进家庭病床服务工作实施方案(试行)》,明确家庭病床服务试点工作的启动条件、服务清单、服务规范和工作要求。试点机构在福州市区域卫生便民服务平台"榕医通"上公布,按照"成熟一所、开放一所"原则,逐步扩大试点范围。2021 年福州市每个县(市、区)至少 1 所医疗机构开展了试点,截至 2022 年年底,福州市共有 115 所医疗机构开展家庭病床服务,其中二级及以下民营医院 5 所、公立二级医院 2 所、社区卫生服务中心 37 所、乡镇卫生院 71 所,基层医疗卫生机构覆盖率达 62%,2023 年将达 70% 以上。

二是明确服务流程和规范。按照规范安全、适宜连续要求,提出了七个明确,即明确家庭病床居住场所条件、家庭病床服务医疗机构、家庭病床服务人员资质、家庭病床服务建床对象、家庭病床服务项目内容、家庭病床服务登记程序、家庭病床设施设备配备。同时,制定了《家庭病床服务项目清单》和《家庭病床服务规范(试行)》,制作了家庭病床建床知情同意书等 10 个表格式医疗文书格式文本,将家庭病床服务与家庭医生签约工作相衔接,提出了从建床到撤床各环节的工作要求,细化了 64 项服务项目清单,指导医疗机构规范操作,严格落实医疗核心制度和规范要求,促进合理检查、合理治疗、合理用药。

三是明确家庭病床服务收费项目内涵及收费标准。 按照医保部门的相关规定执行,医务人员的交通费由家庭病床患者承担,参照市场价或协议价执行。家庭病床执行基本医疗保险住院支付政策,家庭病床巡诊费为每次 50 元,家庭病床服务包为 1 850 元。每个建床周期不得超过 90 天,参保患者每年度设立家庭病床次数原则上限于 2 次以内。

(二)精心组织,强化政策协同

一是加强培训。 实施方案印发后,以座谈会、培训会及钉钉微课的形式,线上线下结合,对试点医疗机构相关负责同志和医护人员进行政策培训。

二是加强部门联动。 及时收集基层反映的困难和问题,加强民政、医保、卫生健康等部门联动,以问题为导向,逐步完善家庭病床服务相关决策。实行医疗医保联动,对建立家庭病床的医保患者,医疗机构按医疗保障部门要求,在医保系统进行家庭病床建床登记,执行基本医疗保险住院支付政策。在家庭病床诊疗中,符合建床条件的参保患者,所产生的属于医保目录范围的家庭病床服务医疗费用,纳入医保统筹基金支付范围。

三是加强监测评估。 各试点医疗机构明确家庭病床管理部门,公开家庭病床服务联系电话,制定家庭病床各项管理制度和操作规程,建立家庭病床质量监控评估机制。在基层医疗卫生信息系统开发家庭病床服务在线监测模块,实时动态监测家庭病床服务开展情况。

四是建立绩效激励机制。 对每所试点医疗机构给予试点补助的基础上按建床人次给予相应奖励。开展家庭病床服务的公立医疗卫生机构,可以从家庭病床医疗业务净收入(医疗业务收入扣减药品、耗材、检验试剂等业务成本支出)中提取不超过 70% 比例用于人员激励,医疗机构结合责任医护人员工作量、质量和服务对象的满意度等内部绩效考核情况进行分配,医务人员的交通费由建床对象参照市场价或协议价支付,调动医务人员积极性。

(三)加强宣传,强化信息支撑

在主要媒体及福州市卫生健康委官网、微信公众号进行图文并茂的宣传,通过党风政风热线面向群众开展政策解读,提高政策知晓率,合理引导群众预期。建床对象不仅可以在线下到医疗机构现场进行申请,也可以通过福州市区域卫生便民服务平台"榕医通"线上选择试点医疗机构提交申请,线上受理审核,实现线上线下信息互通共享,让信息多"跑路",群众少"跑腿"。同时开发了医护人员家庭病床平板电脑,医护人员在患者家中使用平板电脑几分钟内就可以完善相关评估和病历书写,医护人员主要精力用于服务上,显著提高了工作效率。

二、初步成效

一是提升了群众信任度和获得感。福州市自家庭病床服务开展以来,调动了居民签约服务积极性,提升了家庭医生和居民联系的紧密度,增进群众信任度和获得感。自 2021 年 2 月启动家庭病床服务试点以来,累计受理家庭病床申请 620 余人次,累计建床 570 余人次。建床患者中 65 岁及以上老年人占 78.94%,建床周期平均为 21.79 天,每建床日平均费用为 124.28 元,建床周期人均费用为 2 708 元,统筹基金人均支付占比为 75.5%,人均自付比例为 24.5%。家庭病床服务满足了老年人住院服务需求,且医疗费用较低,建床对象满意率达 99.3% 以上。

二是试点项目在全省得到推广。福州市先行先试为全省家庭病床服务提供实践基础。2021 年 4 月,在总结福州市家庭病床服务经验基础上,福建省卫生健康委员会、福建省医疗保障局联合印发《关于规范我省家庭病床管理和服务的通知》,在全省推进家庭病床服务试点,并针对福州市前期试点单位普遍反映的上门成本高的问题,协调推动福建省医保局发文调整家庭病床服务价格,家庭病床巡诊费从 50 元上调至 100 元,家庭病床服务包从 1 850 元上调至 2 450 元。

下一步,福州市将加强家庭病床质量控制,筹备成立福州市家庭病床服务质量控制中心,制定质量控制管理制度,编制家庭病床服务业务指南,并建立家庭病床服务质量控制网络,依托各县级专业质控组对当地家庭病床服务开展情况进行质控管理和考核,提升家庭病床服务同质化管理水平。

着力筑牢四道保障线
落实家庭医生签约服务

福建省漳州市

近年来,漳州市围绕筑牢基础设施、人力资源、长效机制、组织领导等四道保障线,做实做细家庭医生签约服务,推进家庭医生签约服务高质量发展。截至 2022 年年底,全市一般人群签约率达 46.8%,重点人群签约率达 80.4%,其中,脱贫人口应签尽签、应服务尽服务,有效防范因病致贫、因病返贫现象发生。

一、主要做法

(一)筑牢基础设施保障线,确保有阵地做事

一是大力推进公办村卫生所标准化建设。将公办医疗卫生服务资源延伸至村一级,按照每个行政村拥有一所公办村卫生所,全市规划的 1 633 所标准化公办村卫生所均已建设完成,实现公办村卫生所建设全覆盖,并开通医保终端,实现医保村村通。

二是强化乡村一体化管理。乡镇卫生院对公办村卫生所实行"五统一"管理,即统一业务、药械、绩效考核、财务和信息化管理,并实现乡镇卫生院与村卫生所信息系统互联互通,打通家庭医生签约服务"最后一公里"。

三是发挥信息化支撑。每年对基层医务人员开展家庭医生签约服务 app 培训,更便捷地收集签约对象的需求,提高服务针对性,同时减少

信息录入工作量,提升家庭医生签约服务信息水平。

(二)筑牢人力资源保障线,确保有人有劲做事

一是稳定乡村医生队伍。公办村卫生所负责人由乡镇卫生院考核聘用,乡村医生由乡镇卫生院下派或从当地具备条件的村医中择优选聘。目前,全市已运行公办村卫生所共招聘乡村医生 1 964 人,乡镇卫生院下派 257 人。实行"乡村医生规范培训计划",2017 年共培训乡村医生 16 618 人次,提升公办村卫生所基本医疗和公共卫生服务能力。市政府出台《关于漳州市乡村医生养老保障的实施意见》,完善乡村医生养老政策,进一步提高待遇,解决乡村医生后顾之忧。加强贫困地区基层医疗卫生人才培养,通过医师规范化培训、助理全科医生培训、转岗培训等多种途径,为贫困地区培养更多的医疗护理专业人才,不断提升贫困地区医疗卫生机构的服务能力,也大大充实了家庭医生签约服务团队的力量,扎实做好签约对象履约服务,对不同人群进行分类管理,做好随访评估、健康管理、提供健康教育处方及指导、引导就医转诊等工作,群众卫生健康获得感更强。

二是优化家庭医生薪酬激励机制。市委、市政府下发文件,明确签约服务费每人每年 100 元,由医保基金、基本公共卫生服务经费和签约居民个人缴费 3 个部分按 4∶4∶2 比例组成。签约服务费在基层医疗卫生机构核定绩效工资总量的基础上,作为绩效工资总量的增量部分单独核算,主要用于鼓励家庭医生及其团队通过提供优质签约服务获得合理报酬,以增加家庭医生收入。同时,建立市、区医院对口支援基层医疗卫生机构制度,参与家庭医生团队的市、区医院医生,按每人每天首席专家 1 000 元、主任医师 800 元、副主任医师 600 元、主治医师 400 元的标准由基层医疗卫生机构与市、区医院结算,调动上级医院医生参与家庭医生团队的积极性。

三是促进乡村计生队伍助力服务。统筹卫生计生基层服务队伍资源,将村级计生管理员更名为健康指导员,选聘部分县计生协会小组女小组长兼任健康助理员,协助乡村医生做好公共卫生服务、健康扶贫与乡村振兴有效衔接及相关信息录入,做好家庭医生签约服务对象的宣

传服务和亲情关怀。在此基础上,组建由乡镇卫生计生办工作人员、乡镇卫生院医生、乡镇驻村干部、村"两委"、村医、健康指导员(计生管理员)及健康助理员等基层卫生计生人员组成的卫生健康乡村振兴工作队,由乡镇分管领导任队长,乡镇卫生院院长任副队长,进村入户开展卫生健康乡村振兴政策宣传,为农村居民提供基本公共卫生服务,为患有大病的农村居民到定点医院进行集中救治做好联系对接服务和救治后健康管理,进一步推动家庭医生签约服务工作落实。

(三)筑牢长效机制保障线,确保规范运作

一是完善家庭医生签约服务责任及绩效考核长效机制。结合实际,市相关部门制定出台《关于加快推进家庭医生签约服务工作的通知》《关于做实做好家庭医生签约服务工作的通知》等文件,做到签约目标清晰,分工明确,措施具体,特别是明确各类重点人群家庭医生签约服务工作要求、服务内容、服务模式和履约责任,并建立以服务数量和质量为核心、以岗位责任与绩效为基础的绩效考核机制,充分调动家庭医生的积极性。

二是建立健康扶贫与乡村振兴有效衔接"六个一"长效工作机制。建立健康扶贫与乡村振兴有效衔接"六个一"工作机制,即一户一档、一户一册、一月一访、一月一会、一季一查、一年一评,促进脱贫对象家庭医生签约服务工作有效落实,并实现医疗卫生服务从"寻医问药"到"访贫问苦"、从"守株待兔"到"主动出击"的转变。

(四)筑牢组织领导保障线,确保强力推进

一是加强组织领导。市卫生健康委成立卫生健康乡村振兴工作领导小组,建立领导分工负责联系制度,明确委班子成员各自承担的卫生健康乡村振兴指导督促任务,形成主要领导亲自过问、分管领导负责抓、各业务科室具体抓的良好工作格局。多次召开卫生健康乡村振兴工作专题部署会、推进会,动员部署并协调解决包含家庭医生签约在内的重点工作和相关问题。

二是加强宣传交流。充分利用广播电视、报纸、杂志、微信公众号、

手机短信、卫健委官方网站等媒介,结合线下宣传义诊活动,加强家庭医生签约服务政策宣传。落实健康指导员、助理员跟踪随访制度,通过电话、工作微信群、QQ群等方式,及时了解群众的健康状况,及时排忧解难,真正把健康宣传服务工作送到老百姓的"家门口",增强群众健康获得感。

二、主要成效

一是基本公共卫生服务项目绩效提升。基层医疗卫生机构结合签约服务进一步做细做实基本公共卫生服务。截至 2022 年年底,全市 65 岁及以上老年人城乡社区规范健康管理服务率达 78.4%,高血压患者规范管理率达 92.1%,2 型糖尿病患者规范管理率达 92.0%,位居 2022 年度福建省基本公共卫生服务项目绩效考核得分第一名。

二是居民签约获得感增强。截至 2022 年年底,全市共有 156 名二级以上医院医生加入家庭医生签约服务团队,履约能力得到提升,群众在基层医疗卫生机构及公办村卫生所能够享受到更加便捷、优质高效的医疗健康服务,全市家庭医生签约服务满意度达 90% 以上,常住人口续约率达 93.3%。

三是群众就医秩序进一步优化。全市家庭医生在为签约居民提供基本医疗和健康管理"一站式"服务的基础上,逐步引导签约居民形成"首诊在基层"的就医模式,实现常见病、多发病、慢性病在基层就诊的良好就医秩序。截至 2022 年年底,全市基层医疗卫生机构诊疗量占比为 59.46%,居全省前列,分级诊疗服务新格局不断优化。

部门联动　数字支撑
推进家庭医生签约服务高质量发展

浙江省绍兴市嵊州市

嵊州市是浙江省基层医疗卫生机构补偿机制改革试点县、基层医疗服务价格改革试点县、基层医疗卫生机构绩效考核先行先试县和医共体信息化建设示范县。近年来，随着人口老龄化的日益加剧和老年人健康管理需求的增加，基层家庭医生数量不足、工作积极性不高、医疗服务能力偏低、签约服务内涵不足等问题日益凸显。为解决此项问题，嵊州市卫健、医保、财政等多部门联动，集成多项改革，协同推进家庭医生签约服务向高质量发展。

一、主要做法

（一）健全服务内涵和激励保障机制，推进签约服务高质量发展

一是持续优化家庭医生签约服务管理，引导家庭医生成为基层群众健康"守门人"。针对基层群众自我健康管理意识不强、医患沟通不畅、重治病轻防病等问题，持续优化家庭医生签约服务管理，推进"以治病为中心"向"以人民健康为中心"转变。①**优化签约服务模式**。组建"1+1+N"签约团队，形成以家庭医生为核心的签约服务团队和以签约居民为核心的家庭医生团队为基础结构的签约服务模式，并根据服务包匹配团队成员，执行签约服务任务清单。②**丰富签约服务内涵**。利用医共体统筹基金等作为支援基层的激励基金，引导医共体总院专科医

生参与家庭医生签约服务,提供"一站式"全专结合服务,112 名医共体总院专家加入基层分院签约服务队伍,构建医防融合、连续服务和分级诊疗的协同机制。③**完善签约服务筹资分配机制**。2022 年,改变原来财政专项补助的单一来源,建立财政资金和医保基金共同分担的签约服务费筹资模式。具体分配方案纳入医保基金结算管理办法,由医保和卫健部门联合提出分配建议。

二是探索医保门诊按人头支付,与签约服务相结合形成综合效应。在实施"基层医疗卫生机构增长 7%、市级医院增长 3%"的差异化总额预算安排基础上,建立"结余全额留用、超支合理分担"的门诊按人头支付激励约束机制,以"多劳多得、优绩优酬"为基础,设立签约服务激励资金 319 万元,引导签约医生更注重于签约居民疾病预防和前期干预,激励家庭医生成为居民健康、医保基金的双守门人。

三是优化医保基金预算管理,引导规范诊治降低重点疾病住院率。结合签约服务、两慢病管理,进一步优化基本医疗保险基金总额预算管理办法,增加预留结算资金对慢性病门诊的支持,引导基层医疗卫生机构通过慢性病规范化诊疗和健康管理降低签约居民两慢病等重点疾病住院率,节约基金按比例分配给对应的签约基层医疗卫生机构。

(二)拓展便捷服务内容,提升签约居民就医获得感

一是多举措促进家庭病床服务。依托基层医疗卫生机构补偿机制改革、基层医疗服务价格改革和医保住院 DRGs 结算管理,通过降低药品和检验检查价格腾出空间提高家庭病床巡诊费,由原来的每人次 40 元提高到 100 元,纳入医保报销。按照每个当量 11.62 元、每床 4 个当量的标准,设置家庭病床建床当量指标,纳入财政补偿。将家庭病床纳入 DRGs 结算管理,医保部门按照具体情况提高点值标准。通过以上优惠措施,引导基层家庭医生针对病情稳定、符合住院条件、需要连续治疗但本人生活不能自理或者行动不便的特定群体患者提供家庭病床服务。

二是全方位提供延时门诊和慢性病长处方服务。结合基层医疗卫生机构补偿机制方案,分别将基层延时门诊和慢性病长处方服务工作

当量提高到普通门诊的 2 倍和 2.5 倍,引导基层延长医疗健康服务时间。同时,为病情稳定慢性病患者开具长期处方,方便基层群众就医,减轻就医负担。截至 2023 年 4 月,累计已提供延时门诊服务 40.46 万人次,开具慢性病长处方 120.3 万张。

三是全覆盖提供送医入村服务。针对尚未设置社区卫生服务站和村卫生室的偏远地区,配置流动服务车、医疗设备和结算系统,定期入村提供疾病诊疗、健康体检等服务,就医费用实时结算报销,深受偏远地区群众认可。截至 2023 年 4 月,已覆盖流动站点 37 个,累计服务山区群众 5.2 万人次。

(三)借助改革优势,提升机构签约服务能力

一是强化医共体上下联动。发挥省医共体信息化示范县优势,下沉优质医疗资源,提升基层医疗服务能力。按照"一院一品"的要求,在基层医疗卫生机构建立 15 个由市级医院学科带头人牵头的名医工作室,并定期开展服务、带教。建立全专科门诊 95 个,拓展慢性病一体化门诊、中医治疗等专业化服务 18 项。组建 10 个 5G 联合病房,开展远程联合查房、病例讨论和业务讲座。"中医馆"实现基层全覆盖,开展中医基层巡回门诊和远程中药审方,安排中医适宜技术推广项目 12 项。

二是优化基层医疗服务收费结构。市医保、卫健、财政等多部门联合推进基层医疗服务价格改革试点,出台《基层医疗卫生机构医疗服务价格改革方案》,下调药品和以检验检查为主的 592 个项目价格,提高一般诊疗费、护理费、中医服务类等 135 个项目价格,激励基层医疗卫生机构拓展医疗服务范围和能力,优化收入结构,合理引导群众就近就医,提高基层就诊率。改革后基层医疗卫生机构开展的医疗服务类项目从改革前的 958 项增加到 1 170 项,医疗服务收入占比达到 23.9%,同比上升 5.4 个百分点,基层医疗服务项目年化增收 1 300 余万元,增量部分通过降低药品价格得到化解,未增加居民和医保负担。

三是稳固村级医疗机构网底建设。探索将紧密型一体化管理的 111 家村卫生室纳入基层医疗卫生机构补偿机制改革范围,按每年每

家 1 万元的标准对正常运行的村卫生室予以基本保障补助,并按照"多劳多得、优绩优酬"原则,以每工作当量 6 元的标准量化购买村卫生室基本医疗和公共卫生服务,激励村卫生室家庭医生开展基本医疗和公共卫生服务。2022 年乡村医生人均补助从改革前的 2 万元提高到 5.42 万元。同时依托基层医疗服务价格改革,上调村卫生室一般诊疗费,由每人次 5 元上调到 8 元;上调技术服务性项目收费标准,中医非药物治疗项目收费如普通针次(≤20 个穴位)由原来的每穴位 3 元调整到 4.3 元。2022 年村卫生室平均每名家庭医生每年提高收入近万元,稳定了村级家庭医生队伍。

(四)依托数字化支撑,助力家庭医生签约服务提质增效

一是优化指标体系,强化数据支撑。协同医保、公安、民政等 7 个部门,归集人员身份、医疗、公共卫生等 25 项跨部门数据,贯通浙江省、绍兴市全民健康信息平台和 4 家市属医院、15 家基层医疗卫生机构的 17 套业务系统,建立基础数据标准规范、字典目录和居民唯一身份标识,实现数据贯通,截至 2023 年 4 月已采集数据 9 382 万条,形成支撑数据库。

二是深化"数字家庭医生"集成,强化应用支撑。开发医生、居民、管理三端联动"数字家庭医生"应用,支撑家庭医生提供全周期健康服务。基于电子健康档案和医院信息系统应用基础,在医生端发挥电脑和手机各自优势并实现实时联动,扩展完善在线签约、任务提醒、多源慢性病发现及全周期管理、疫情防控、家庭病床、健康互动、综合管理等 20 余项丰富便捷的集成应用,支撑家庭医生主动、连续开展居民健康服务。在居民端提供居民个人签约协议及服务记录查看、诊疗信息查询、年度健康评估报告、健康互动等应用,并支持一键电话联系家庭医生,引导居民主动参与自我健康管理,促进医患互动,辅助提升基层健康服务效率、质量、可及性和群众满意度。

三是细化管理应用,提升治理水平。医疗和公共卫生并重,基于全民健康信息平台构建数据、应用交互中心,统一数据标准、统一字典目录、统一居民唯一身份标识,标准化采集业务数据,支撑协同医疗健康

服务、精细化绩效考核分析、机构综合评价、医疗服务数据监测等工作开展,为卫生健康领域精密智控、精准施策提供有力支撑。

二、主要成效

(一) 深化内涵,服务质量逐步提升

家庭医生签约服务有效促进基本公共卫生服务工作,基本公共卫生服务项目工作当量增幅明显,慢性病管理相关指标明显优化,分级诊疗更为主动规范,居民对项目服务的可及性明显提高。2022年,全市"两慢病"患者基层就诊率为 87.18%,同比增长 8.11 个百分点;高血压、糖尿病患者规范管理率分别为 75.19% 和 75.32%,同比增长 3.03 个百分点和 3.13 个百分点;血压、血糖控制率分别为 73.45% 和 68.91%,同比增长 2.75 个百分点和 5.26 个百分点。常住人口签约率达 51.74%,十类重点人群签约率达 94.48%。

(二) 转变观念,服务模式明显改善

通过多元数据集成应用、家庭医生与居民在线连接互动,建立了基层家庭医生数字化主动、连续健康服务新模式,变"居民主动找医生"为"家庭医生主动找居民",有效提升家庭医生工作效率和服务水平。延伸了基层便捷医疗服务范围,拉近了家庭医生与社区居民的距离,减轻了患者和医保基金负担,辅助探索卫生健康领域共同富裕。2022年建立家庭病床 161 张,提供上门巡诊 1 785 人次,家庭病床次均结算费用 2 485 元,明显低于基层普通住院次均结算费用 3 980 元,患者及家属满意率达 100%。

(三) 提升能力,基层活力有效激发

在联动推进财政补偿机制、医共体、签约服务、两慢病、绩效考核、医疗服务价格、医保支付方式等多项改革过程中,有效调动了基层医疗卫生机构和医务人员的积极性,为基层提升服务能力提供了源动力。

嵊州市基层医疗卫生机构已创建市级特色专科 11 个；建成 3 家社区医院，15 家达到"优质服务基层行"活动服务能力推荐标准，占 46.7%。2021 年基层医保基金结余留用 2 684 万元，占基层医保报销基金总额的 14.91%；全市基层医疗卫生机构收入结构明显优化，全部实现收支平衡，形成机构得发展、基金保稳定、群众得实惠的和谐共赢局面。